图书在版编目（CIP）数据

小药童植物图鉴 / 狐狸家编著. -- 北京：中信出
版社, 2020.1（2024.12重印）
（给孩子的神奇植物课）
ISBN 978-7-5217-1202-5

Ⅰ.①小… Ⅱ.①狐… Ⅲ.①中草药－少儿读物
Ⅳ.①R28-49

中国版本图书馆 CIP 数据核字 (2019) 第 243041 号

小药童植物图鉴
（给孩子的神奇植物课）

编 著 者：狐狸家
总 策 划：阮 凌
绘 者：许云建
特约编辑：李秀丽
美术编辑：胡 婕
装帧设计：丁运哲
出版发行：中信出版集团股份有限公司
　　　　　（北京市朝阳区东三环北路27号嘉铭中心　邮编　100020）
承 印 者：北京尚唐印刷包装有限公司

开　　本：889mm×1194mm　1/16　　印　张：6.75　　字　数：60千字
版　　次：2020 年 1 月第 1 版　　　　印　次：2024 年 12 月第 15 次印刷
书　　号：ISBN 978-7-5217-1202-5
定　　价：98.00元（全两册）

出　　品：中信儿童书店
图书策划：火麒麟
策划编辑：范 萍　　　　责任编辑：宋婷婷
美术编辑：垠 子　　　　内文排版：索彼文化

如何收听音频？
扫码关注狐狸家
发送"音频"获取入口

给孩子的神奇植物课

小药童
植物图鉴

狐狸家　编著

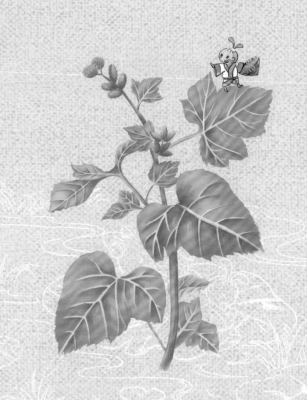

中信出版集团│北京

牵牛

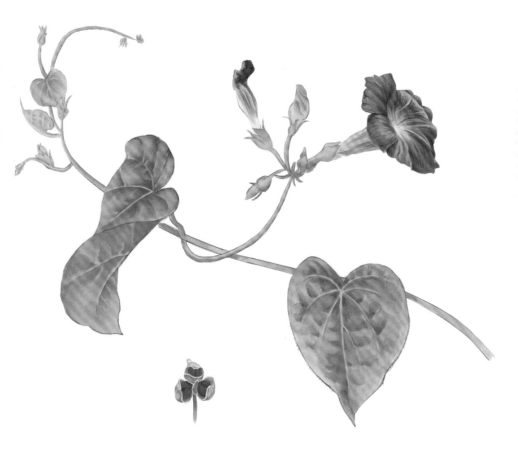

别称：牵牛花、碗公花、喇叭花
种类：一年生草本植物
产地：全国各地均产

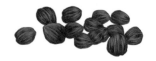

牵牛细长的藤蔓常缠绕着其他草木，茎和叶上有粗糙的软毛刺，小虫子不容易爬上去。盛开的牵牛花像一只只小喇叭。牵牛结的籽成熟后很容易开裂，应及时采收。

牵牛的种子"牵牛子"是一种药材，黑褐色的叫"黑丑"，米黄色的叫"白丑"。《本草纲目》中记载，牵牛子有去水肿、利尿祛痰、杀虫、缓解腹胀便秘等功效。

牵牛的种子像橘瓣，浸水后滑腻腻的。

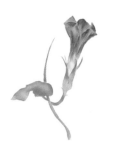

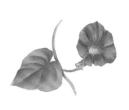

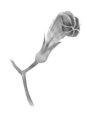

凌晨的牵牛花　　　　早上的牵牛花　　　　傍晚的牵牛花

不同的时间，牵牛花会呈现不同的状态。

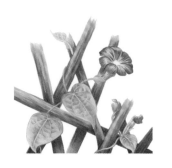

牵牛生长在温暖且阳光充足的地方，常生长在田野或路旁，有时会攀在篱笆上。

2

菊花

别称：节华、女节、延年、金英
种类：多年生草本植物
产地：主要产于安徽、浙江、江苏、河南等地

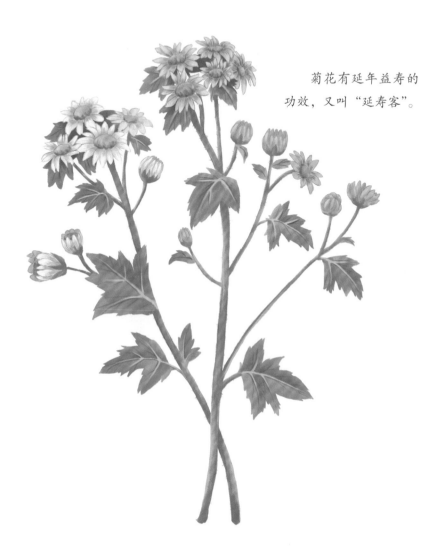

菊花有延年益寿的功效，又叫"延寿客"。

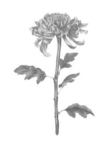

菊花秋天盛开，有的品种的花瓣层层叠叠，像细长的丝带，向内卷曲，味道很清香。

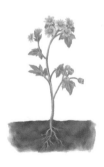

菊花每年根部都会发芽，冬天也不落叶，有的品种的花朵凋谢后不枯萎。

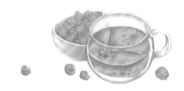

人们熬夜后容易上火，可以喝一杯清香的菊花茶。

菊花种类繁多，野菊是其中一种，常生长在耕田、丘陵中，茎上长着细小的绒毛。菊花在秋季大量开放，人们会分批采收，花朵完整、颜色新鲜、气味清香的菊花品质最好。

菊花可以入药，《本草纲目》中记载，它对头眩肿痛、风湿性关节炎、肝气不足等症状有一定的功效。采下菊花瓣晒干装入枕头，枕着睡据说可以明目醒脑。

艾草

别称：艾蒿、冰台、医草、黄草
种类：多年生草本植物
产地：全国大部分地区

艾草又称艾蒿，整株植物散发着浓烈的香气，笔直的茎上细下粗，底部稍木质化，上部像柔软的青草。厚厚的艾叶上长着灰白色的短绒毛。艾草开花时，底部的叶子会枯萎，上部的叶子依然青绿。

艾草的香气可以驱赶蚊虫，每当临近端午节，人们便在大门两侧悬挂两束艾草。干枯的艾草泡水后可以用来熏蒸或洗澡，有祛湿、散寒的功效。鲜嫩的艾苗还可以做成软糯香甜的艾团。

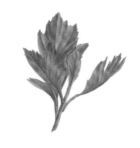

稀疏的艾叶像一片片裂开的羽毛，放在水中揉搓时，会散发出浓浓的香气。

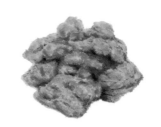

端午节前摘下艾草，陈放一段时间后，在冬天捣碎，筛去杂质，留下成团的艾绒。

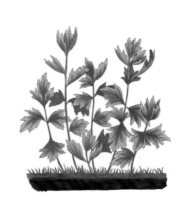

艾草常生长在荒地中或树林边缘，现在也常被人们栽在田里。

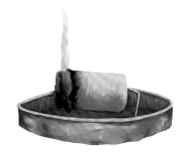

用艾绒制作的艾条进行艾灸，《本草纲目》中记载，它有散寒止痛止血，疏通经络，调节气血的功效。

罗勒

别称：零陵香、兰香
种类：一年生草本植物
产地：全国大部分地区

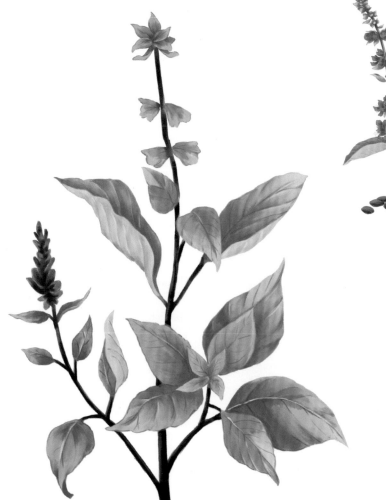

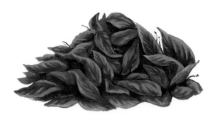

罗勒开花时，每六朵花轮生在花茎上，一轮轮排到顶端。

罗勒籽远远望去像芝麻，泡在水里会膨胀，可以用来制作饮料，但不宜过量食用。

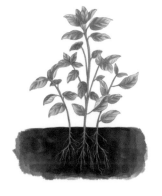

罗勒常在七八月份采收，割下茎叶晒干入药。

罗勒的根能深深扎入地下，适合生长在排水性良好的沙土中。

如果仔细观察你会发现，罗勒的茎是紫色的，四周有棱，叶子背面还有腺点，根上长满了细小的根须。它喜欢温暖湿润的地方。夏秋时节，罗勒会开出一串串白色或淡紫色的花，花朵小巧可爱。

罗勒全草都能入药，《本草纲目》中记载它有健胃消食，缓解呕吐、口舌生疮等症状，排毒，防治传染病的功效。罗勒还是很好的香料，蒸馏罗勒叶和花朵可以得到透明芳香的精油，有提神的功效。

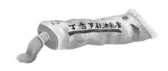

夏季天气炎热，小朋友很容易起疹子、被蚊虫叮咬。这时爸爸妈妈常会给你涂上丁香罗勒油乳膏，这膏里就含有罗勒成分。

5

薄荷

薄荷的茎呈方柱形，叶片成对生长，上面长着"鳞片"，边缘有稀疏的小齿。薄荷有很多品种，每一种都有清凉的香气。叶片较多的深绿色薄荷，香味最浓。

薄荷作为一种中草药，《本草纲目》中记载它有发汗消食、祛毒解乏，缓解伤风、咽痛等症状的功效。薄荷还经常被制作成各种食物，如薄荷糕、薄荷糖。鲜嫩的薄荷还可以直接食用、制作香料。

别名：银丹草、夜息香
种类：多年生草本植物
产地：多产于江苏、安徽、河南、江西等地

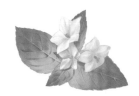 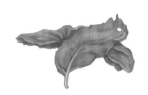

薄荷夏天开花，花朵开在叶腋处，有白色、粉色、淡紫色，很淡雅。

夏秋时节人们割下茂盛的薄荷茎叶，晒干后可以入药。

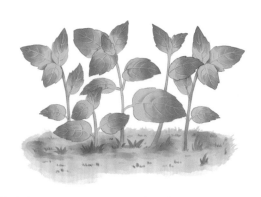

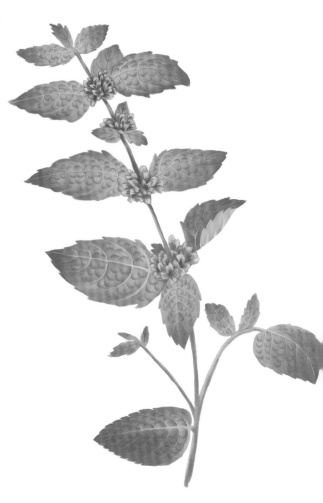

薄荷喜欢湿润的地方，温度越高，长得越快。

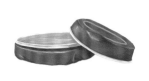 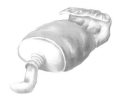

气味浓郁的清凉油里含有薄荷的成分，晕车、中暑时可以在太阳穴处涂一点清凉油，提神醒脑。

薄荷气味清香，在牙膏里添加薄荷，可以清新口气。

桔梗

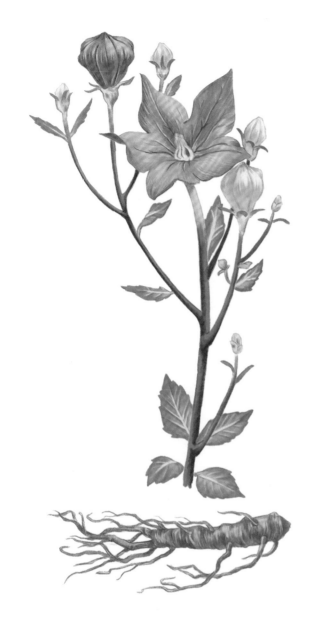

别称：包袱花、铃铛花、土人参
种类：多年生草本植物
产地：全国大部分地区均产，华北、东北产量最大

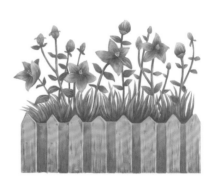

桔梗常生长在向阳的山坡上，现在常被人们种在庭院里当观赏花。

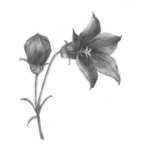 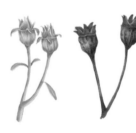

桔梗的花骨朵一开始像鼓起的气球，然后突然绽放。花朵有蓝色、紫色、白色的，非常引人注目。

桔梗的果实顶端裂成五瓣，里面藏了很多粒种子。

桔梗原本是一种野菜，茎又细又直。夏季，桔梗花裂成五瓣，倒垂时很像古时候的钟。可在春、秋季采挖桔梗，去除泥土和须根，趁新鲜刮去外皮或直接晒干。

桔梗可以食用，去皮后，可以凉拌或腌制成咸菜，食用可开胃去火；也可以入药，《本草纲目》中记载桔梗具有消炎镇痛、镇咳祛痰、排脓、补气血等功效。

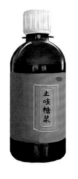

小朋友们咳嗽时常常会喝甜甜的止咳糖浆，止咳糖浆里含有桔梗的成分，可以有效地镇咳祛痰。

鸭跖草

别称：碧竹子、鸡舌草、淡竹叶
种类：一年生草本植物
产地：多分布于长江以南各省

鸭跖草的生命力非常顽强，它的茎分节生长，每一节茎都可以长出新根，拔出泥土后很长一段时间也不会枯萎。鸭跖草夏季开花，秋季结果，每颗果实里有四颗种子。

夏秋时节人们采摘鸭跖草的茎叶，将其晒干后入药，《本草纲目》中记载它有消肿利尿、清热解毒的功效。但有些人对它的汁液过敏，触碰后皮肤会刺痛，起疹子。

鸭跖草的叶子又细又尖，远远望去和竹叶非常相似，所以又叫"碧竹子""淡竹叶"。

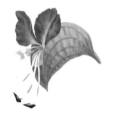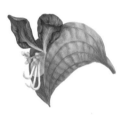

鸭跖草的花很奇特，有三片花瓣，上面两片呈蓝色，下面一片呈白色，看起来玲珑可爱。

盛开后的花朵被太阳暴晒后，会慢慢萎缩，但花瓣不凋落。

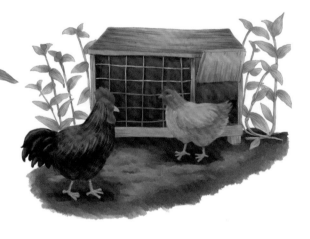

鸭跖草喜欢温暖湿润的气候，常生长在阴湿的环境中。

三七

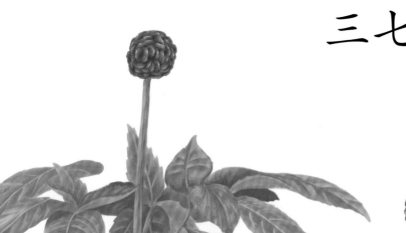

别称：田七、金不换、山漆

种类：多年生草本植物

产地：主要产于云南文山，广西田阳、靖西等地

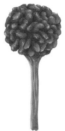 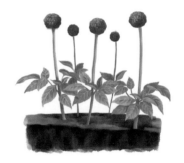

三七分枝生长，常常一株分三枝，每枝上长有七片叶子，所以叫"三七"。

三七的果实成熟时是红色的，一颗颗小果实聚成小球，与绿叶相称，非常漂亮。

三七喜欢冬暖夏凉的气候，常生长在我国南方的高山上，后来也被人们种在田野里。

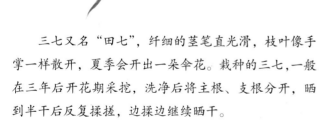

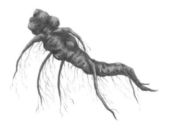

三七的根上有许多小须，顶端像长了瘤子一样。

三七又名"田七"，纤细的茎笔直光滑，枝叶像手掌一样散开，夏季会开出一朵伞花。栽种的三七，一般在三年后开花期采挖，洗净后将主根、支根分开，晒到半干后反复揉搓，边揉搓边继续晒干。

三七是一种很名贵的药材，补血效果好，被明代著名药学家李时珍称作"金不换"。《本草纲目》中记载，晒干的三七根部可以入药，有散瘀止血、消肿去痛的功效。

很多止血喷剂里都含有三七的成分。小朋友摔倒蹭破了皮出血时，爸爸妈妈有没有用止血喷剂给你止过血呢？

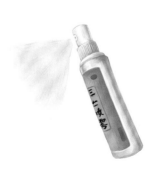

金银花

别名：忍冬、金银藤、双宝花
种类：多年生半常绿缠绕灌木
产地：全国各地均有

金银花藤冬季不落叶，所以又叫"忍冬"。它常在四至六月份开花，一朵金银花有两片花瓣，一瓣大一瓣小，气味很清香。人们会在清晨和上午采收金银花，此时花蕾多未开放，气味更浓，颜色更好。

《本草纲目》中记载，晒干的金银花可以入药，既能宣散风热，也能解毒，对腹胀、肿痛等症有一定的功效。

金银花十分神奇，初开时是白色的，一两天后变成金黄色，所以叫作"金银花"。

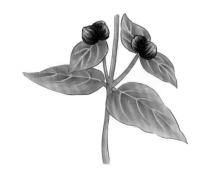
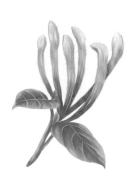

金银花常常两朵并在一起开放，花落后会结出一对小果实，像两个黑色的小珠子。

花蕾像上粗下细的小棒，外面密密地长着柔软的短毛。

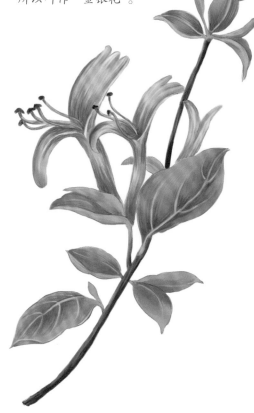

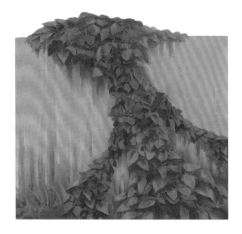

金银花的攀缘生长能力很强，人们常常在院中栽种金银花。

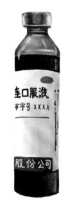

每当换季时，人们易感冒发烧咳嗽。能缓解这些症状的双黄连口服液里含有金银花。

黄连

别名：王连、支连

种类：多年生草本植物

植物产地：四川、贵州、湖南、湖北、陕西南部等地

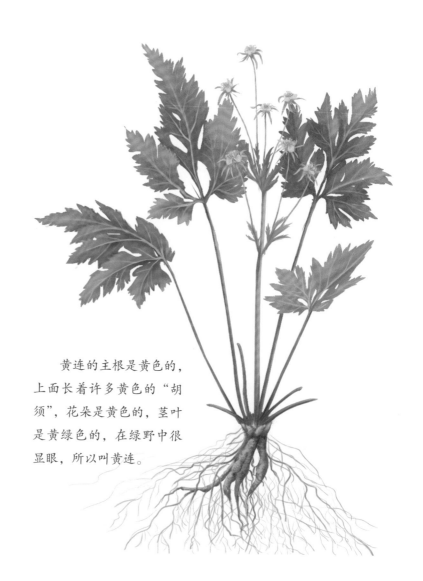

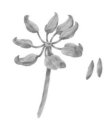

一棵黄连可以结出七、八颗小种子，果实是长椭圆形的，成熟后种子从果实前端的口掉出来。

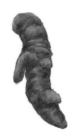

黄连根晒干或烘干后可以入药，《本草纲目》中记载它有去火明目、益气止痛的功效，还能安神降躁。

黄连的主根是黄色的，上面长着许多黄色的"胡须"，花朵是黄色的，茎叶是黄绿色的，在绿野中很显眼，所以叫黄连。

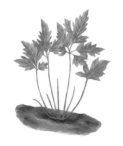

黄连常生长在两山之间有流水的土地上，有时在半阴半凉的山坡上也能看到它。

黄连的叶柄又细又长，叶子边缘长满了"小锯齿"。到了炎热的夏季，黄连会结出一颗颗长椭圆形的小种子，成熟的种子轻轻落到地上会长出黄连新苗。黄连种类繁多，根上长着细须，有的像肥大的鸡爪。

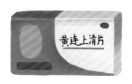

人们常见的黄连上清片里就有黄连的成分，你口舌生疮时有没有吃过它呢？

黄连的味道很苦，是中药里最苦的一味药材，人们常说"哑巴吃黄连，有苦说不出"。

苍耳

别称：野茄子、刺儿棵、粘粘葵
种类：一年生草本植物
产地：全国大部分地区

苍耳粗糙的茎上长着短毛，每年都会枯萎、重新生长。苍耳花并不起眼，花落后会结出软软的小果实。成熟后的果实可以粘在人或动物身上，被带到遥远的地方落地生根。

苍耳的果实叫苍耳子，苍耳子在幼果时期就长满了弯弯的小刺，成熟后变得坚硬，顶端有两枚粗刺。

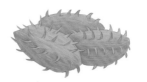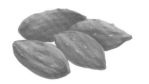

秋季，打下苍耳子晒干，除去小刺后入药。《本草纲目》中记载，苍耳对风寒头痛、风疹瘙痒、鼻窍不通等症状有一定功效。

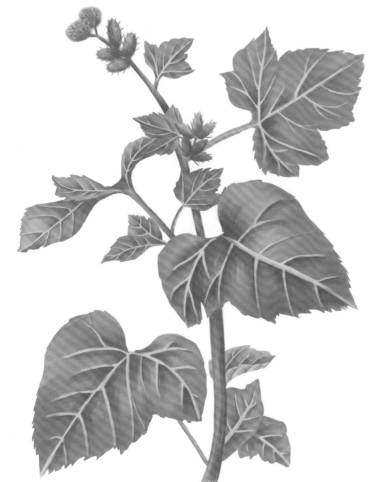

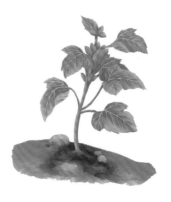

苍耳的适应能力很强，可以在很多地方生长，荒地和向阳的山坡上常常可以看到它。

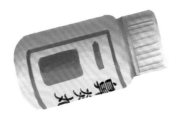

人们得了鼻炎容易鼻子不通气，不停地打喷嚏，很多治疗鼻炎的药物成分中都含有苍耳子。

芦荟

芦荟的叶子很肥厚，叶片一层层旋着向上生长，底部的叶片会慢慢枯萎。芦荟的叶端尖尖的，边缘有整齐排列的小齿，像一个个小刺。夏秋时节，有些芦荟会开花。

芦荟的叶片里含有很多汁液，干燥后是一种中药。《本草纲目》中记载它有清热解毒的功效。

别称：油葱、象鼻草、乌七
种类：多年生肉质草本植物
产地：广东、广西、福建等地

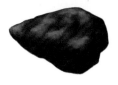

芦荟不耐寒，喜欢温暖的气候，有些人会在家中种一盆芦荟。

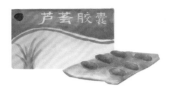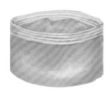

人们便秘时大便干燥不通，会引起腹胀腹痛。医生有时会让病人服用一些芦荟胶囊。

皮肤受伤后常常会留下疤痕，人们有时也会用芦荟汁液制成的芦荟胶涂抹疤痕。

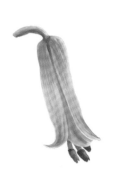

芦荟的花茎很长，上面稀疏地开着小花，像一个个小长筒。

丁香

别称：丁子香、鸡舌香

种类：常绿乔木

产地：广东、广西、海南等地

丁香原产于热带地区，是一种灌木或小乔木，一般生长在我国南方。在我国南方，丁香每年有两次花期，花蕾像一个小小的研棒，四瓣花朵合抱成小圆球，开花时芳香浓郁。紫丁香的花苞最初是绿色的，渐渐变为紫色。

丁香的花蕾和果实可磨成粉做调味料，用来烹饪。

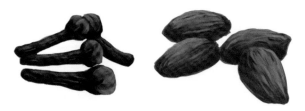

丁香的花蕾叫公丁香，开花后结出的果实叫母丁香。它们晒干后都可以入药，《本草纲目》中记载它们有温脾胃疗呕逆，除寒止痛的功效。

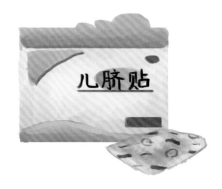

小朋友们的肠胃功能很弱，贪吃生冷的食物常常会呕吐腹泻，可以止呕止泻的儿脐贴里有丁香的成分。

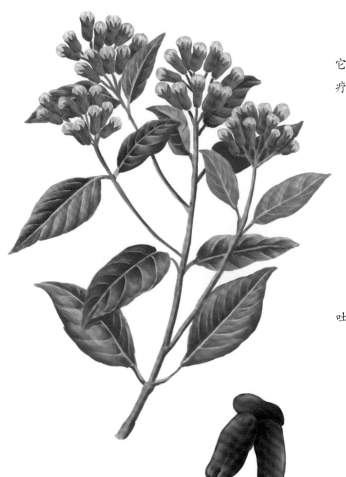

丁香的果实是红棕色的，外表看起来油油的，有光泽。

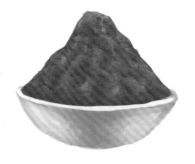

丁香粉芳香浓烈，味道辣辣的，制作糕点、蜜饯、咸肉等食物时可以用来调味。

乌头

乌头喜欢凉爽的环境，常常生长在北方的山坡或林地中。光滑的茎很粗壮，叶子裂成三片，像三片绿色的小羽毛。乌头夏季开花，秋季结果，地下的根像尖尖的胡萝卜，常常两块连在一起生长，上面长着须根。

乌头的根是一种药材，毒性较大，不可以擅自使用。

别称：五毒根、金鸦
种类：多年生草本
产地：黑龙江、吉林、辽宁、
河北、山西等地

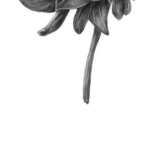

乌头的花梗细细长长的，上面开满了紫蓝色的花朵，花瓣卷曲。

根部看起来像乌鸦头，所以叫乌头。

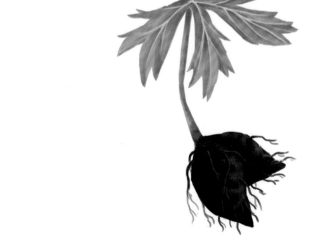

秋季乌头的茎叶开始枯萎，采挖地下的块根（生草乌）晒干后入药，《本草纲目》中记载它具有祛风除湿、温经止痛的功效，还可以缓解风寒湿痹、关节疼痛等症。

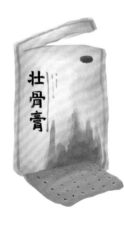

壮骨膏

人们劳累时容易腰酸背疼，有时关节也会疼痛。很多止痛膏药中都含有乌头的成分，在伤痛处贴一张可以消炎镇痛。

茯苓

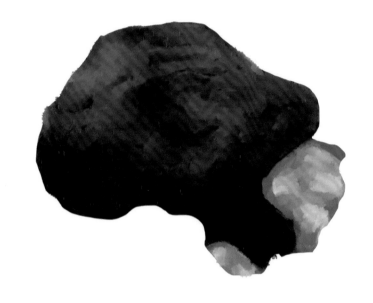

别称：云苓、松苓、茯菟
种类：多孔菌科真菌
产地：全国各地均有

茯苓是一种长在地下的菌类，它不受四季影响，无论何时都可入药，被古人称为"四时神药"。茯苓像一块胖嘟嘟的大番薯，外皮是棕褐色或黑褐色的，切开以后里面是淡红色或白色的。人们常在七八月份时采挖茯苓，将新鲜的茯苓去皮，有时也会直接把茯苓阴干再使用。

茯苓是一种常用的中药材，《本草纲目》中记载它有养心安神，利尿祛湿的功效。茯苓还有健脾和胃的功效。

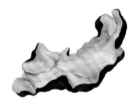 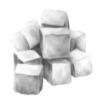 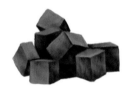

茯苓皮下的红色部分是赤茯苓，洁白的是白茯苓，去皮后的茯苓嚼起来有些黏牙。

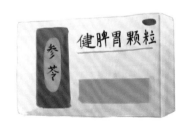 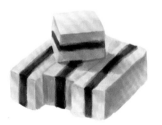

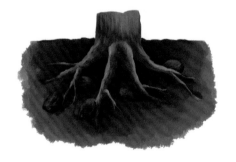

茯苓常寄生在老松根上，去松林中可以采挖到野生茯苓。

茯苓不仅可以入药，还可以被制作成糕点，一直深受人们欢迎。你吃过茯苓糕、茯苓饼吗？

当归

别名：秦归、岷归、乾归

种类：多年生草本植物

产地：多产于甘肃、云南、四川等地

当归喜欢凉爽，所以常生长在两山之间的高坡上，光滑的直茎上有细细深深的纹路。当归一般秋后采挖，先放阴凉处储藏。等到根部变得柔软时，捆成小把用烟火慢慢熏干。烘干后的当归香味浓郁，外皮像老人的皮肤，皱皱的。

中医常说"十药九归"，当归是一种常用的中药材，很多药方都用当归做配药。《本草纲目》中记载它有补血活血、润肠通便、止泻止血、消肿止痛等功效。

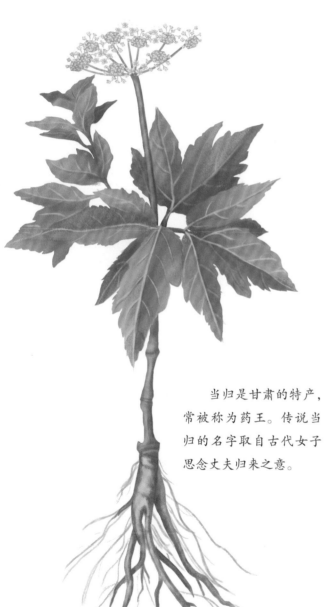

当归是甘肃的特产，常被称为药王。传说当归的名字取自古代女子思念丈夫归来之意。

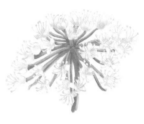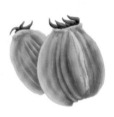

当归花像撑开的小伞，花瓣微微向内弯曲。果实是椭圆形的，侧面长着薄翅。

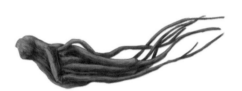

当归活血补血的能力特别强，主根可以补血，支根可以活血，被称为"妇科圣药"。

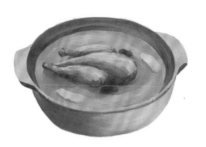

用当归、川芎、白芍、熟地熬的鸡汤叫"四物鸡汤"，不仅味道鲜美，还很滋补。

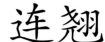

连翘

别称：落翘、兰华、黄花条

种类：多年生落叶灌木

产地：华北、西北、华东、西南等省区

连翘的果实成熟后落地便会开裂，恰似鸟儿翘尾巴，所以叫连翘。

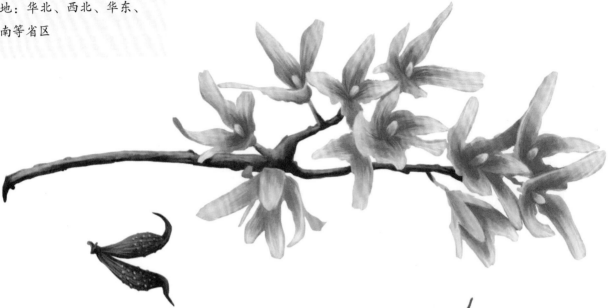

连翘常生长在小山丘的灌木丛里或树林的边缘，开花较早，当它细长的枝条上开满了金黄色的花朵，人们就知道春天来了。连翘花有四片细长的花瓣，像一口倒垂开裂的钟。连翘开花后才会长出嫩绿的叶子，叶子边缘长满了整齐的小锯齿。

连翘的果实是一种常见的中药材，不同时间采收可以得到不同的药材。《本草纲目》中记载它具有清热解毒、消肿散结、通肠利尿等功效。

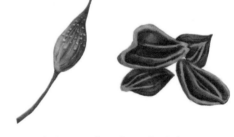

秋季采收的青绿色果实叫青翘，只一侧有翘，晒干前需要先蒸熟。熟透后采收的果实叫老翘。

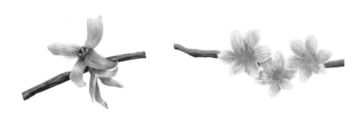

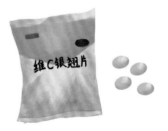

迎春花和连翘都是黄色的，在早春时节争相开放。仔细观察，你会发现它们有很大的区别，迎春花有六片圆圆的花瓣，枝条是绿色的。

每当季节更替的时候，人们总是容易感冒。我们吃的中成感冒药如维C银翘片里有些就含有连翘的成分。

麦冬

别称：麦门冬、沿阶草
种类：多年生草本植物
产地：全国各地均有

麦冬的叶子像麦叶，冬天也不凋落，所以叫"麦冬"。

麦冬狭长的叶子从基部一簇簇向上伸展，看起来就像嫩绿的禾苗。茎在地下横着生长，长有很多粗胖的须根，中部或尾部常常会膨大成一个肉乎乎的"肿瘤"。

麦冬的根有淡淡的香味，除去细根后入药，《本草纲目》中记载它有养阴生津、润肺止咳、安神明目等功效。

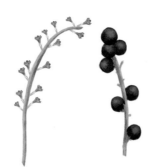

麦冬夏季开花，淡紫色或白色的小花开成一串。

麦冬的果实成熟后是蓝黑色的，像一串小葡萄，有时会开裂。

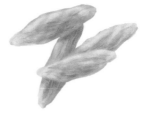

夏季可以采挖麦冬，只留下由须根膨大而成的块根。麦冬块根两头细中间粗，像古代纺纱的纺锤。

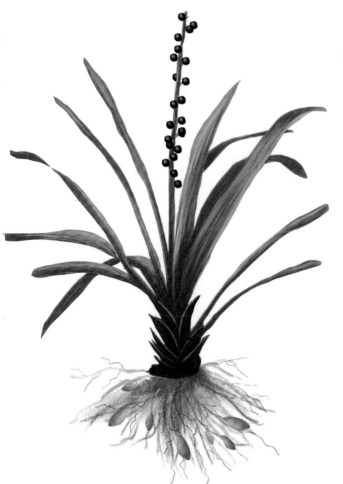

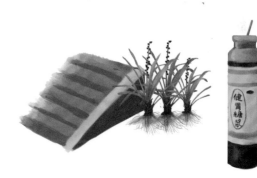

麦冬常长在溪边或稀疏的树林里，也常被栽在门外的石阶边，所以又叫沿阶草。

小朋友的肠胃功能比较弱，有时会有厌食便秘的情况。小儿健胃糖浆中含有麦冬等多种药材。

紫草

别称：紫丹、地血
种类：多年生草本植物
产地：全国大部分地区

紫草不喜欢高温，常长在海拔较高的山坡上，直茎和叶子上都长满了白色的硬毛。紫草夏季开花，七八月份结出种子，种子像一个个白色的小圆卵，光滑明亮。

刚挖出的紫草的根不可以水洗，去泥晒干后入药，《本草纲目》中记载有清热凉血、透疹解毒的功效。紫草根还可以做染料，染出紫色的布匹。

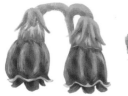 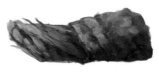

紫色的花像一个小长筒，顶端（花萼è）裂成五瓣。紫草的根常常扭在一起，皮很疏松，非常容易剥落。

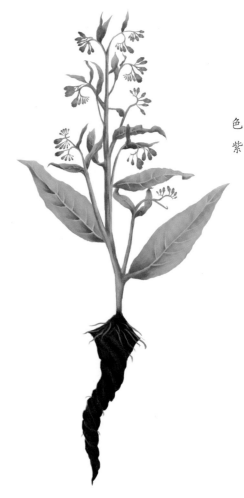

草根是紫色的，所以叫紫草。

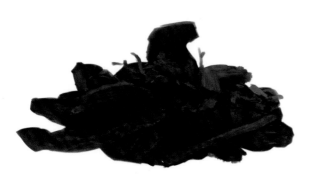

春季或秋季将采挖来的紫草根除去泥沙、晒干，整体呈现深褐色。

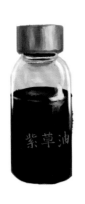

紫草油是很常见的治疗烧烫伤的药物，当人们不小心被烫伤、烧伤时，可以在伤处涂抹紫草油。

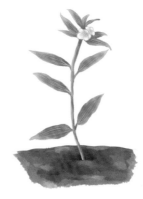

紫草有很多品种，其中硬紫草开白色五瓣花，花朵像一枚枚小纽扣点缀在绿叶间。

姜叶没有叶柄，细长的叶子顶端尖尖的，和竹叶有些相似。姜地下的根长着粗糙的筋脉，常膨大成结实的姜块，并生出许多像手指的支根。切开淡黄色的姜块可以闻到浓郁的香味，吃起来辣辣的。

姜是很常见的中药材，干燥后可以入药。《本草纲目》中记载，姜有温中散寒、祛痰除湿、去肿胀、开胃健脾、除臭杀虫的功效。新鲜的姜还是常用的烹饪作料，可以去腥增香。

姜

别称：川姜、白姜、黄姜
种类：多年生草本植物
产地：中国中部和南部地区普
遍栽培

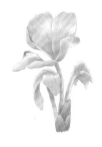
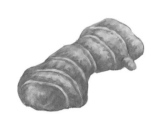

姜的花梗很长，淡黄色的花朵排成一串花穗，看起来非常漂亮。

冬季采挖生姜，去除泥土、茎叶，放在沸水中煮透或直接切片晒干，可以入药。

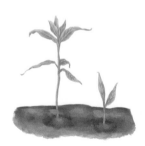

姜喜欢温暖湿润的气候，不能经受秋霜，常生长在我国中南部地区。

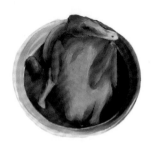
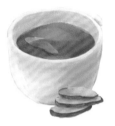

南方人常常用姜和鸭肉搭配做菜，美味的姜母鸭可以滋补身体，很适合冬季食用。

有时候人们淋了雨会四肢发冷，喝一碗热姜茶可以驱寒，预防感冒。

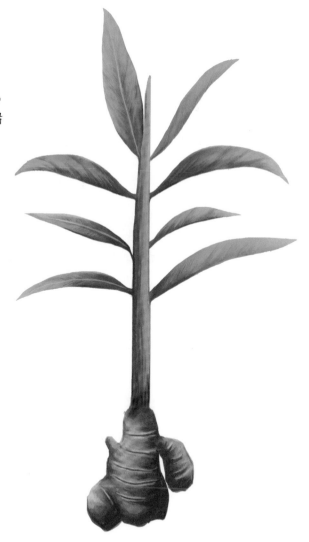

爬山虎

别称：爬墙虎、捆石龙、地锦
种类：落叶木质藤本
产地：全国大部分省区

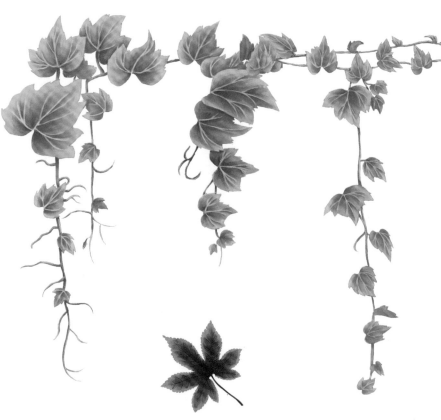

春夏时节，茂密葱郁的爬山虎爬满墙壁，遮挡住强烈的阳光，给室内带去凉爽。爬山虎生长迅速，在一小块土地上扎根可以迅速蔓延成一片，常攀附在山石、墙壁和大树上。爬山虎的叶子很大，常常裂成三小叶，夏天会开黄绿色小花。

爬山虎的根和茎都是中药，《本草纲目》中记载它有散血、活筋止血、消肿的功效。

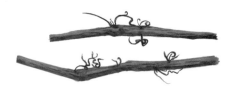

在爬山虎还没落叶时摘下茎，切成小段晒干，可以入药。

秋季叶子变得橙黄，非常亮丽，远远望去和枫叶很相似。

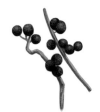

果实成熟时是蓝黑色的，上面覆着一层白白的薄霜，鸟雀非常喜欢吃。

爬山虎的茎上长满了卷须，卷须上长有吸盘可以吸附在墙壁上。

樟树

别称：香樟、樟木、瑶人柴
种类：常绿大乔木
产地：长江流域以南各省区

樟树是一种常绿大乔木，喜欢温暖湿润的环境，常长在南方的山坡上或溪边。它的叶子常年都是绿色的，叶柄很纤细，叶片像薄薄的皮革。夏季，茂盛的樟树开满了黄绿色的六瓣花，里面有三层花药，秋季会结出紫黑色的浆果。

樟树全株都有香气，樟树叶通过蒸馏可以制成樟脑，具有除湿驱虫等功效。

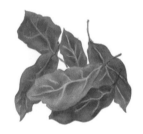

人们一年四季都可以采摘樟树叶，把新鲜或晒干的樟树叶制成药材。

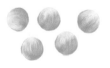

用樟树枝叶提炼出的天然樟脑丸气味芳香，有些人把它们放在衣柜中防虫用。

果梗细长，像绿色的杯子托着一小颗紫葡萄。

樟树的枝干质地坚硬，有浓郁的香气，尝起来清清凉凉的。

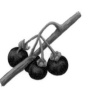

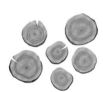

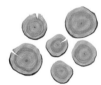

莲子

别称：荷花、水芙蓉

种类：多年生挺水草本植物莲
的果实

产地：中国大部分地区

莲蓬像软软的海绵，里面藏着一颗颗椭圆形的莲子，远远看着就像一只只小眼睛。莲子皮初始是绿色的，渐渐地变为褐色。新鲜的莲子剥下皮后会看到黄白色的果肉，吃起来香甜可口。

莲子晒干后比较硬，味道有些苦涩，是一种常见的中药材，《本草纲目》中记载莲子有补脾止泻、养心安神、滋补元气的功效。莲子还可以和很多食物搭配，制作成既滋补又美味的药膳。

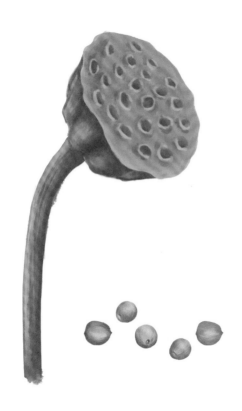

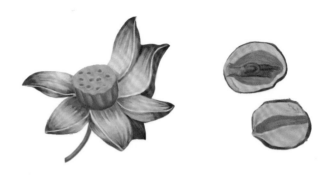

夏季，粉嫩的莲花争先盛开，待花瓣落后，会露出绿色的花托。

莲子中央长着嫩绿的胚芽——莲心。莲心味道很苦，可以降血压去心火。

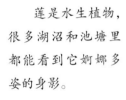

莲是水生植物，很多湖沼和池塘里都能看到它婀娜多姿的身影。

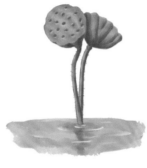

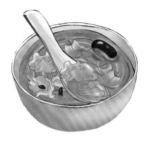

美容养颜、益气开胃的红枣莲子汤是一种很美味的饮品。

枇杷

别称：芦橘、金丸、芦枝

种类：常绿小乔木

产地：福建、浙江、江苏、台湾
为主产区

枇杷是一种高大的常绿小乔木，叶子非常厚大，叶脉整齐有序，下面长有灰褐色的绒毛。枇杷树花期很早，常在秋天或初冬时节开花。枇杷果在春天至初夏时成熟，橙黄色的枇杷果香甜可口，是人们很喜欢的水果。

枇杷叶是一种常见的中药，《本草纲目》中记载它具有止咳下气、清肺和胃、止呕、清热解毒的功效。

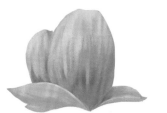 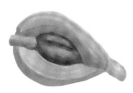

枇杷果的果皮非常薄，果肉香甜多汁，里面有光滑的果核。

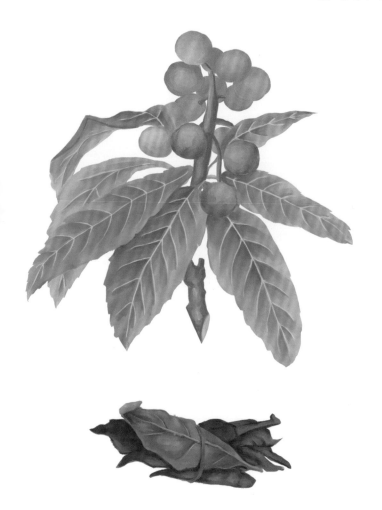

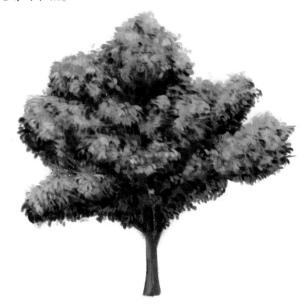

夏秋季节采摘枇杷叶，先晾晒至七八成干，再扎成小把整齐叠放、晒干后可入药。

枇杷在南方很常见，很多人都喜欢在庭院里或屋旁种一棵枇杷。

山楂

别称：山里果、山里红、红果

种类：多年生落叶乔木

产地：辽宁、河北、河南、山东
等地

秋霜落后，山楂变得红彤彤
的，所以又叫山里红或红果。

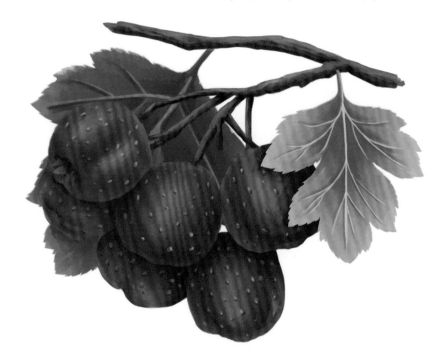

山楂是一种落叶乔木，常长在山林中。山楂夏季开花，秋天粗糙的树枝上结满了山楂果，树枝细细的长梗上吊着一个个小圆球。山楂果的表皮很薄，上面有小小的斑点，先端有一个小深洼。成熟后的山楂果红红的，味道酸酸的。

山楂果既是中药材，也是水果。它可以直接入药或泡水喝。《本草纲目》中记载，山楂具有健胃消食、缓解胃胀腹痛、疝气疼痛的功效。山楂还可以用来制作果酱、果糕、冰糖葫芦。

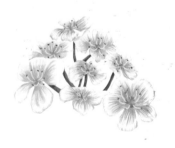

山楂夏季开出一朵朵白花，花瓣圆圆的，很可爱。

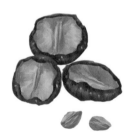

秋季人们采摘成熟的山楂，把它切成两半晒干。

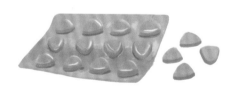

小朋友遇到喜欢吃的食物时，容易贪吃导致肚胀、消化不良。健胃消食片里含有山楂的成分，可以帮助胃消化食物。

陈皮

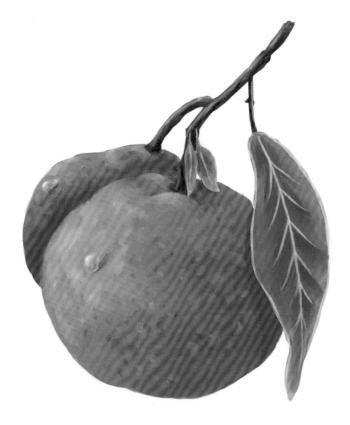

别称：橘皮、贵老

种类：多年生常绿小乔木橘的果实的皮

产地：中国南方大部分地区

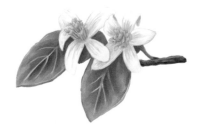

橘树春季开花，每朵花有五片长圆形花瓣，白白的花朵在绿叶丛中很显眼。

橘树常长在丘陵地带或江河湖泊沿岸，有的树枝上长着细小的刺，叶片也不柔软，很容易扎伤手。每年秋冬季，酸甜可口的橘子就成了人们喜爱的水果。橘子的果皮有香气，内层果皮是黄白色的薄片，常常可以看到细丝状的橘络。

橘皮干燥后可做药材，陈久的橘皮药效好，所以又叫"陈皮"。《本草纲目》中记载，它有益气补肺，止咳化痰，开胃消食的功效。

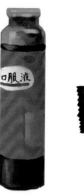
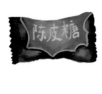

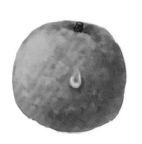
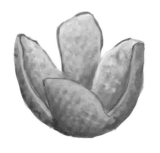

橘子还未成熟时的果皮是青色的，叫"青皮"。

摘下成熟后的橘子，将果皮瓣成三四瓣，晒干后密封陈放三年以上，即可得陈皮。

止咳橘红口服液中含有陈皮。

陈皮糖中富含陈皮粉，气味芳香，口感酸甜。晕车时含一块陈皮糖，可以止呕。

梅

别称：梅树、梅花

种类：小乔木

产地：全国大部分地区

梅树原产于我国西南地区，冬春时节就会开花，夏季果实成熟。梅子未成熟时是青色的，成熟后变成黄色，味道非常酸涩，常常无法直接食用。新鲜的梅子可以制成果酱、酿酒。

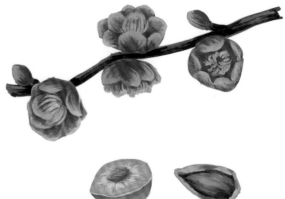

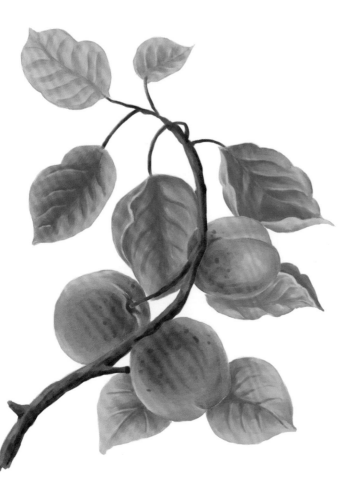

雪花纷飞的时节，梅花已经绽放，香味浓郁。

梅子里有椭圆形的硬核，里面藏着一颗淡黄色的种子，和杏仁相似。

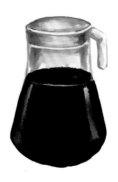

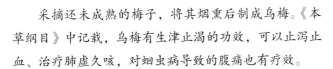

采摘还未成熟的梅子，将其烟熏后制成乌梅。《本草纲目》中记载，乌梅有生津止渴的功效，可以止泻止血、治疗肺虚久咳，对蛔虫病导致的腹痛也有疗效。

人们很喜欢在炎炎夏季喝一杯用乌梅做的酸梅汤来消暑解渴，小朋友们是不是也喝过呢？

蒲公英

蒲公英喜欢阳光充足的地方，叶子从地面直接四散生长，边缘长着波状的小齿。蒲公英花梗和叶子里有白色的液体，味道苦苦的。春夏时节，黄色的蒲公英花遍地开放，花瓣凋谢后会长出白色的茸毛，聚在一起就像一团轻盈的棉花糖。

蒲公英不仅是一种药材，全草都可以入药，蒲公英嫩叶还可以做菜。

别称：尿床草、乳汁草、婆婆丁
种类：多年生草本植物
产地：全国大部分地区

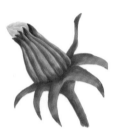

夜晚，蒲公英为了保持水分和热量会合拢花瓣。

人们咽喉和扁桃体发炎时，会红肿疼痛。有些消炎药里就含有蒲公英成分。

蒲公英还未开花时采根，把根去泥晒干以后入药。《本草纲目》中记载，蒲公英可以消肿解毒，滋壮筋骨。

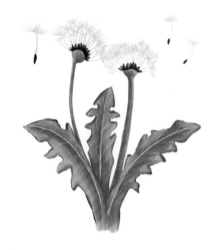

蒲公英的种子可以乘风飘向远方，落在泥土中孕育新的生命。

鱼腥草

别称：臭菜、折耳根、臭根草
种类：多年生草本植物
产地：江苏、浙江、四川、云南、
广东、广西等地

鱼腥草常生长在我国南方地区，肥大的叶片展开后像一颗心。茎上部是紫红色的，下部的茎常常长到地下，白胖的根上长着许多细小的须根。鱼腥草的茎分节生长，脆脆的很容易折断。

鱼腥草可以直接食用，也可以晒干当药材。《本草纲目》中记载，鱼腥草有清热解毒、消肿排脓的功效。

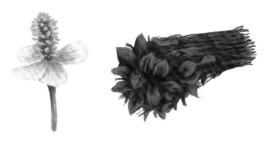

鱼腥草的花很小，有四片白色的花瓣，花瓣中央抽出一个小花穗。

夏季鱼腥草生长茂盛，花穗很多，此时采摘茎叶晒干后可入药。

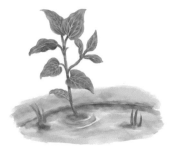

鱼腥草喜欢温暖湿润的地方，山地、塘边、田埂上常常可以看到它们。

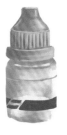
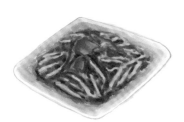

当人们眼睛刺痛、发痒流泪时，会滴入眼药水，有些眼药水中就含有鱼腥草的成分。

凉拌鲜嫩的鱼腥草是一种常见的南方凉菜，但也有很多人不喜欢它的味道。

揉搓茎叶会产生鱼的腥臭气，所以叫鱼腥草。

麻黄

麻黄是草本状小灌木，下部像枝干的茎很短，常常匍匐在地上。细长的绿色茎向上生长，上面有细细浅浅的纵纹，不仔细观察很难发现。麻黄五六月份开花，八九月份种子成熟。

麻黄的茎是很常见的中药材，能让人发汗。

别称：麻黄草、龙沙

种类：草本状灌木

产地：河北、山西、新疆、内蒙古、陕西、宁夏等地

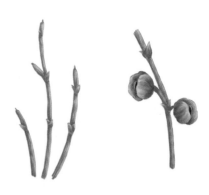

麻黄分节生长，没有明显的绿叶，只在分节处长着弯曲向外的小鳞叶。

麻黄的雌球花成熟时会膨大成红色的小球，肉嘟嘟的非常可爱。

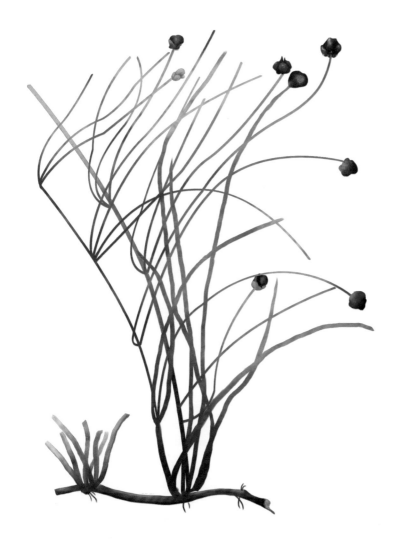

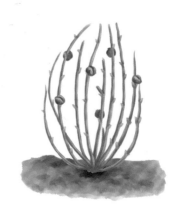

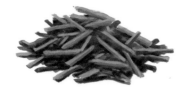

秋季采摘绿色的茎，切段后晒干可以入药。《本草纲目》中记载，麻黄对风寒感冒、胸闷喘咳、水肿疼痛等症有一定的功效。

麻黄耐干旱，不喜欢湿润，经常生长在沙地、河滩、干草原等地方。

皂荚

别称：皂角、牙皂

种类：落叶乔木

产地：河南、江苏、湖北、广西等地

皂荚树是我国独有的树木，可以长十几米高，叶子像羽毛一样整齐地排列在叶柄两侧。皂荚的树枝上长着平滑的刺，很坚硬，不易折断。成熟后的皂荚外壳很坚韧，里面的皂米像棕褐色的小豆子。

皂荚树是一种宝树，它的很多部位都可以入药。

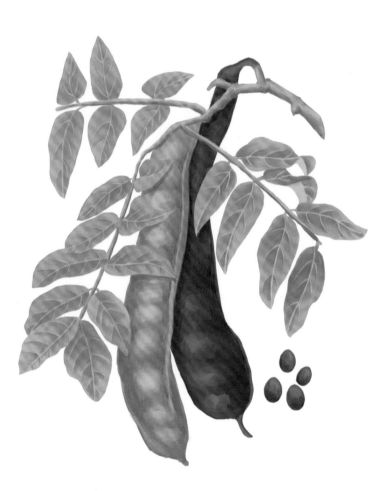

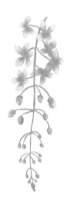

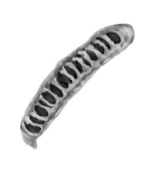

皂荚夏季开花，一串串黄绿色的小花垂挂在葱郁的绿叶间，很容易被忽略。

细长的皂荚内侧很光滑，顶部有坚硬的弯角，像小鸟的嘴。

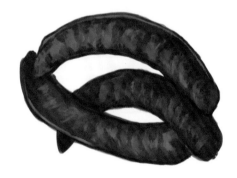

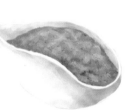

皂荚有很强的去污能力，皂荚粉可以用来洗头或洗衣服。

秋季果实成熟时采摘皂荚入药，《本草纲目》中记载，成熟后的皂荚有通窍祛痰、止痛消肿、除湿杀虫的功效，还能缓解喘咳、疮毒便秘等症。

栀子

栀子刚抽出的新叶颜色较浅，渐渐会变得翠绿，像皮革一样有光泽。栀子花开放时是纯白色的，但过不了多久便会泛黄。花落后会结出果实，薄薄的果皮很脆，吃起来酸酸的，有点苦。

成熟后的栀子果实是一味很常见的中药材，《本草纲目》中记载，它具有凉血解毒、清热利尿、消炎止痛等功效，还可以缓解疮毒、淤血肿痛等症。

别称：木丹
种类：常绿灌木
产地：全国各地均有

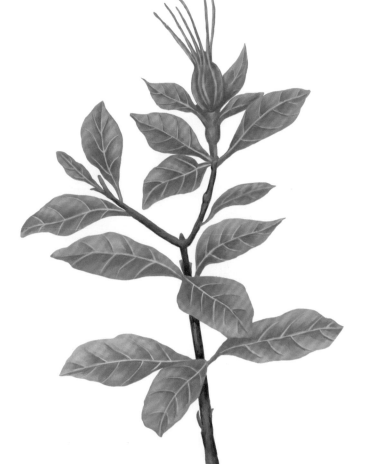

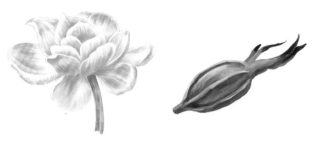

五六月份栀子花盛开，硕大的花朵芳香浓郁，格外引人注目。

栀子成熟时果实带有红色，有六条薄薄的纵棱，尾部长着一撮硬硬的"尾巴"。

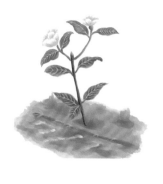

栀子喜欢湿润温暖的环境，常生长在山谷中或水沟旁，现在也被人们种在家中以供观赏。

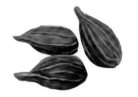

秋季栀子成熟，采摘果实除去细梗，在沸水中稍烫一会儿或略蒸一下后晒干可以入药。

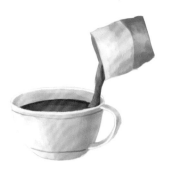

人们感冒时常觉得烦躁不安，咽喉也会肿痛。许多感冒冲剂里都含有栀子。

荷叶

碧绿的荷叶高高地举出水面，像一把撑开的绿伞，边缘有波纹。细长的荷叶茎上长着许多小刺，折断后有细丝相连。荷叶很喜欢水，夏季缺水后很快会卷曲，甚至枯死。

荷叶不仅是一种中药材，还可以用来泡茶、烹饪。

别称：荷叶心、莲叶、藕叶
种类：多年生挺水草本植物荷花的叶子
产地：湖南、福建、江苏、浙江、江西等地

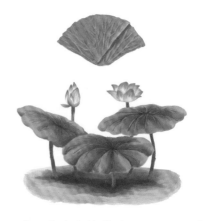

夏秋季节采摘荷叶，晒至七八成干时折成扇形继续晒干，《本草纲目》中记载它有清热解毒的功效，对于各种出血症有缓解作用。

很多湖泊都种有一大片荷花，夏天荷香袭人，碧叶红花非常惹人注目。

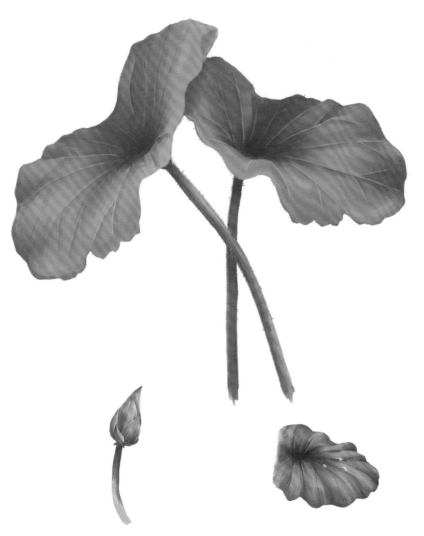

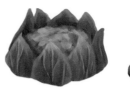

荷花未开放时像一个尖尖的小陀螺，慢慢地花瓣会向四周绽开。

圆圆的荷叶可以防水，水滴落在上面会迅速形成水珠滚落，不沾湿荷叶。

用荷叶包裹米饭和肉馅蒸出的荷包饭，带着一股淡淡的清香，非常爽口。

用荷叶等多种药材制成的荷叶丸，对血热导致的咯血、尿血、便血有很好的疗效。

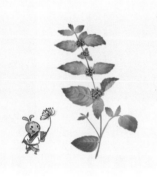

狐狸家

为孩子讲好每一个东方故事

狐狸家，原创童书品牌，为孩子讲好每一个东方故事。狐狸家惟愿中国儿童爱上母体文化，观世事、通人情、勤思辨，学会一世从容的做人风范。

狐狸家其他作品推荐

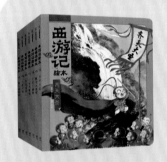

西游记绘本

水墨珍藏版经典系列
孩子一眼着迷，轻松读懂名著

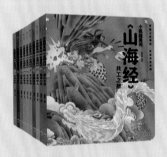

狐狸勇闯《山海经》

山海经穿越冒险故事
亲临上古奇境，追寻华夏之源

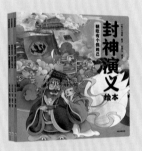

封神演义绘本

中国神话的扛鼎之作
长篇全彩绘本，适合儿童启蒙

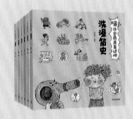

哇！历史原来是这样

装进口袋的历史小书
爆笑生活简史，搞定历史启蒙

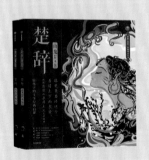

楚辞（绘本版）

全新演绎千年之绝唱
五岁读懂《楚辞》，领略经典之美

全景找线索·传统节日

中国节日沉浸游戏书
漫步城市生活，了解传统节俗

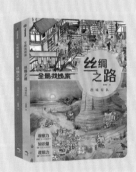

全景找线索·丝绸之路

丝绸之路沉浸游戏书
打通古今时空，重走海陆丝路

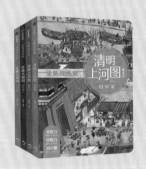

全景找线索·古典文化

古典作品沉浸游戏书
玩转名画名著，体验中国历史

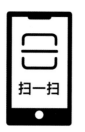

扫一扫 ▶

小程序商城
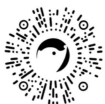

微信公众号

小红书

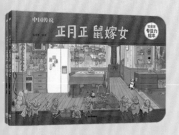

中国传说

别具一格的独幕游戏
现实上演奇幻，童话演绎传说

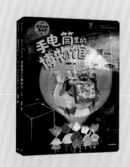

国宝带我看历史

中国版《博物馆奇妙夜》
照亮馆藏国宝，体验穿越之旅

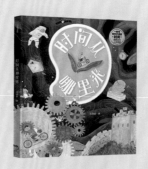

时间从哪里来

给孩子的时间大百科
东方思辨视角，追问时间生命

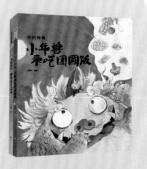

中国神兽

治愈人心的神兽故事
颠覆刻板印象，爱上年兽麒麟

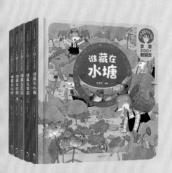

小手翻出大自然

中国本土自然翻翻书
看遍地道田园，爱上生灵万物

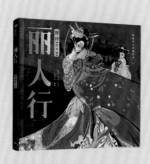

丽人行（绘本版）

用童话读懂古典长诗
五岁开始启蒙，领略唐诗之美

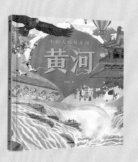

中国人的母亲河——黄河

沉浸式人文地理百科
一本书读懂黄河

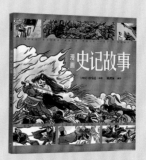

漫画史记故事

孩子的启蒙版《史记》
多格分镜漫画，呈现原汁原味

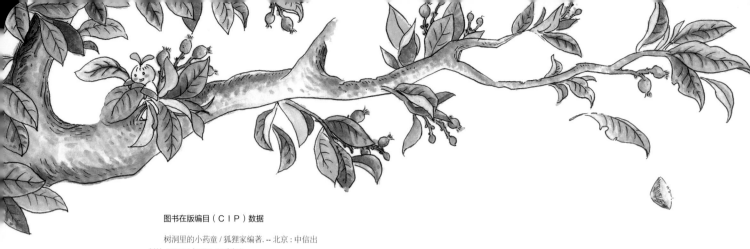

图书在版编目（CIP）数据

树洞里的小药童 / 狐狸家编著. -- 北京 : 中信出版社, 2020.1（2024.12重印）
（给孩子的神奇植物课）
ISBN 978-7-5217-1202-5

Ⅰ.①树… Ⅱ.①狐… Ⅲ.①中草药 – 少儿读物
Ⅳ.①R28-49

中国版本图书馆 CIP 数据核字 (2019) 第 243039 号

树洞里的小药童
（给孩子的神奇植物课）

编 著 者：狐狸家
总 策 划：阮 凌
绘 者：黄麟涵
特约编辑：吴霆霆
美术编辑：胡 婕
装帧设计：丁运哲
出版发行：中信出版集团股份有限公司
　　　　　（北京市朝阳区东三环北路27号嘉铭中心 邮编 100020）
承 印 者：北京尚唐印刷包装有限公司

开　　本：889mm×1194mm 1/16　印　张：6.75　字　数：60千字
版　　次：2020 年 1 月第 1 版　印　次：2024 年 12 月第 15 次印刷
书　　号：ISBN 978-7-5217-1202-5
定　　价：98.00元（全两册）

出　　品：中信儿童书店
图书策划：火麒麟
策划编辑：范 萍　责任编辑：宋婷婷
美术编辑：垠 子　内文排版：索彼文化

如何收听音频？
扫码关注狐狸家
发送"音频"获取入口

给孩子的神奇植物课

树洞里的
小药童

狐狸家 编著

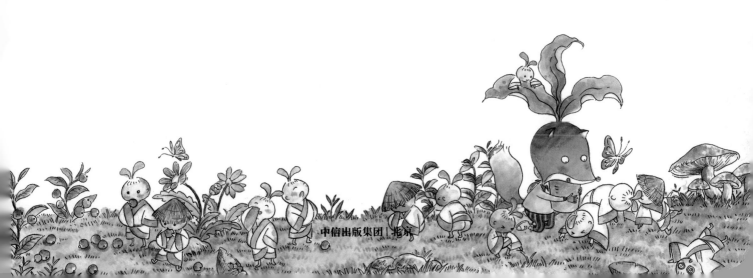

中信出版集团｜北京

寻隐者不遇

（唐）贾岛

松下问童子，
言师采药去。
只在此山中，
云深不知处。

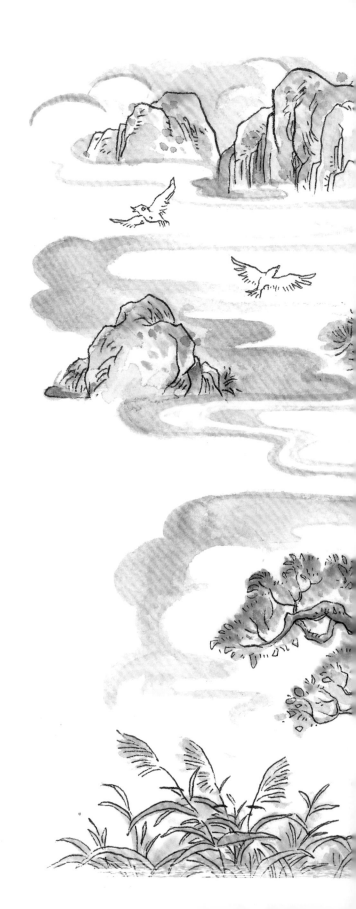

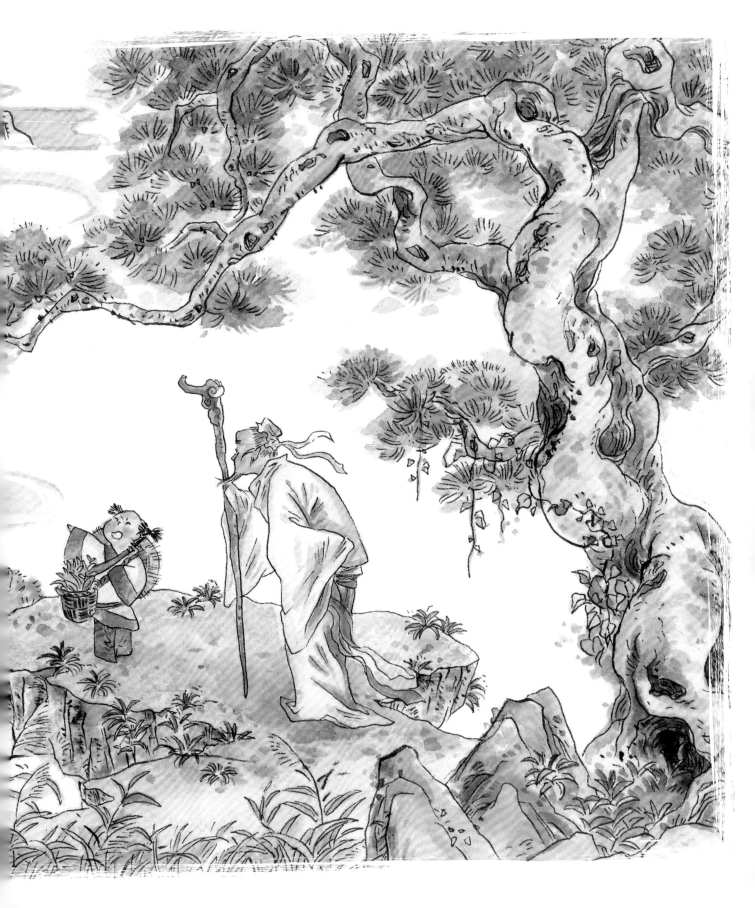

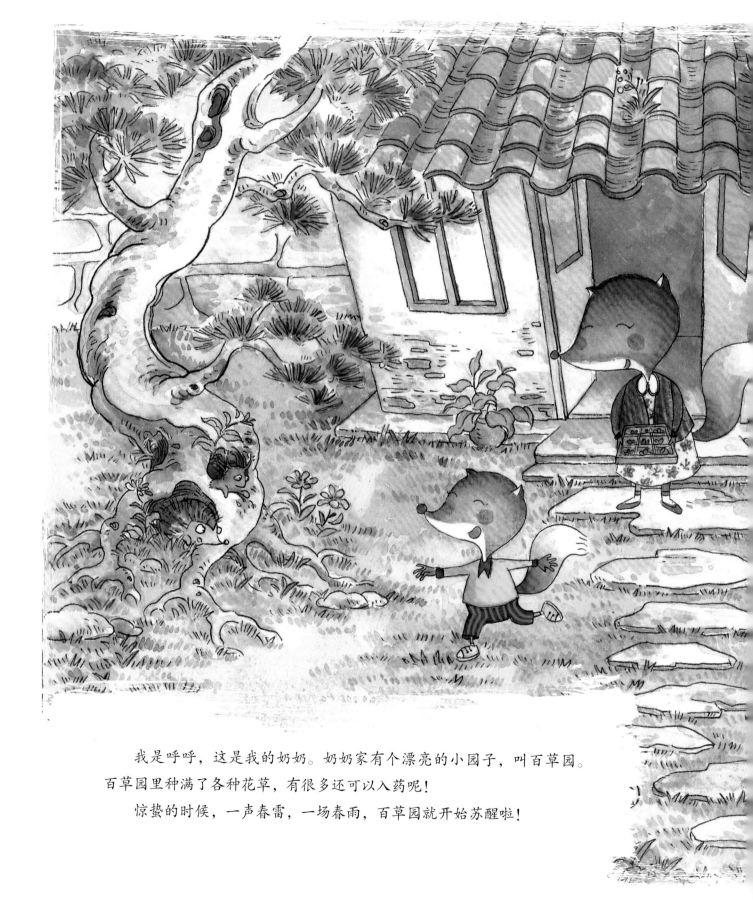

　　我是呼呼，这是我的奶奶。奶奶家有个漂亮的小园子，叫百草园。
百草园里种满了各种花草，有很多还可以入药呢！
　　惊蛰的时候，一声春雷，一场春雨，百草园就开始苏醒啦！

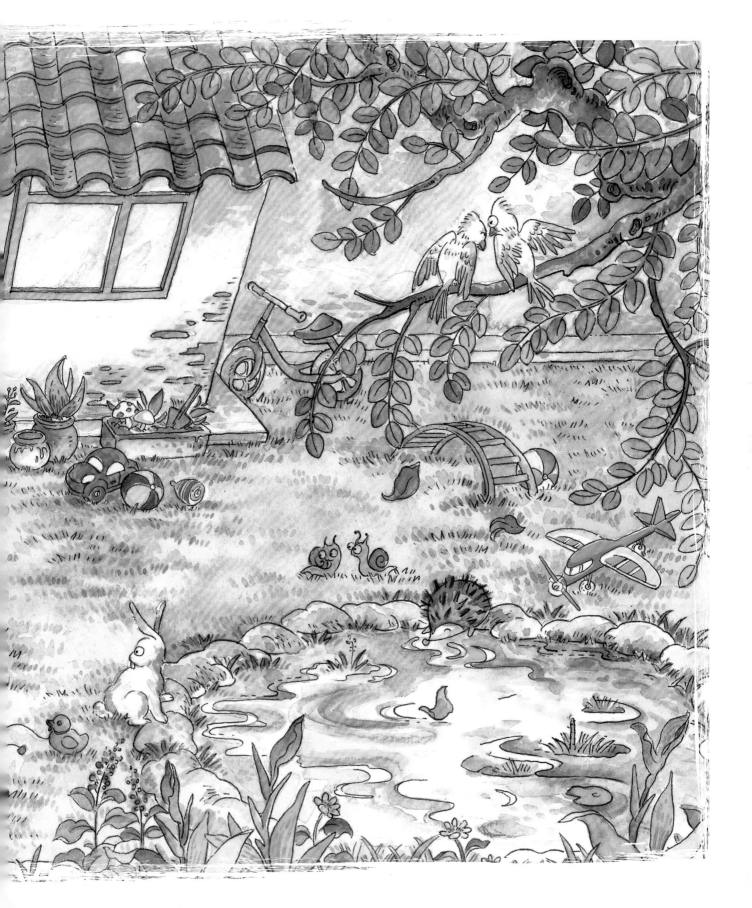

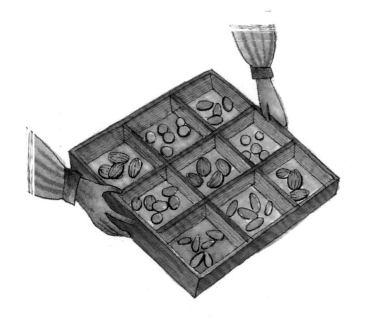

天晴的时候，奶奶把栅栏里的泥土重新翻松，然后拿出她藏了一个冬天的种子，准备把它们分批种到土里去。奶奶指着种子说："这是牵牛，这是当归，这是金银花……"

我好奇极了：这些种子长大以后会是什么样子呢？

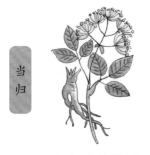

当归的花像撑开的小伞，根可以入药。

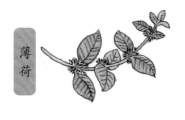

味道清凉的薄荷既可以做香料，也能做调味剂呢！

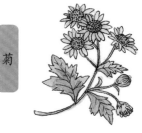

菊花有层层叠叠的花瓣，既可以做茶饮又可以入药。

金银花总是成双成对地开放，花初开时白色，一两天后变成金黄色。

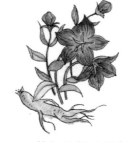

桔梗的根对缓解嗓子疼有一定功效。

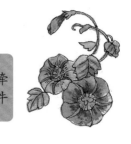

牵牛的藤蔓会爬上支架，在夏季开出喇叭似的花朵，在秋天结出可以入药的种子。

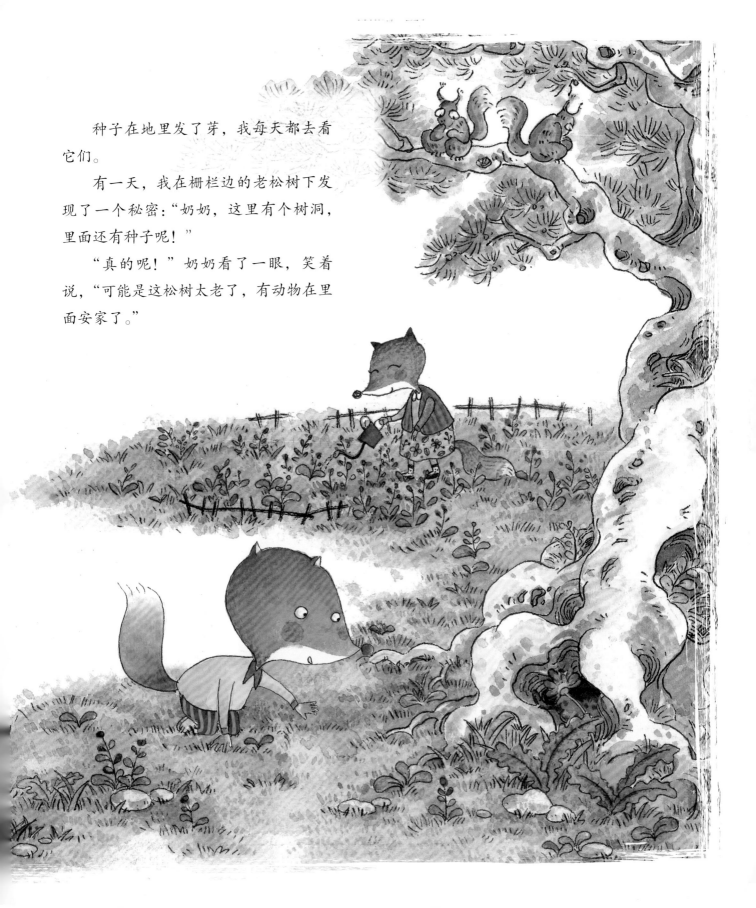

　　种子在地里发了芽，我每天都去看它们。

　　有一天，我在栅栏边的老松树下发现了一个秘密："奶奶，这里有个树洞，里面还有种子呢！"

　　"真的呢！"奶奶看了一眼，笑着说，"可能是这松树太老了，有动物在里面安家了。"

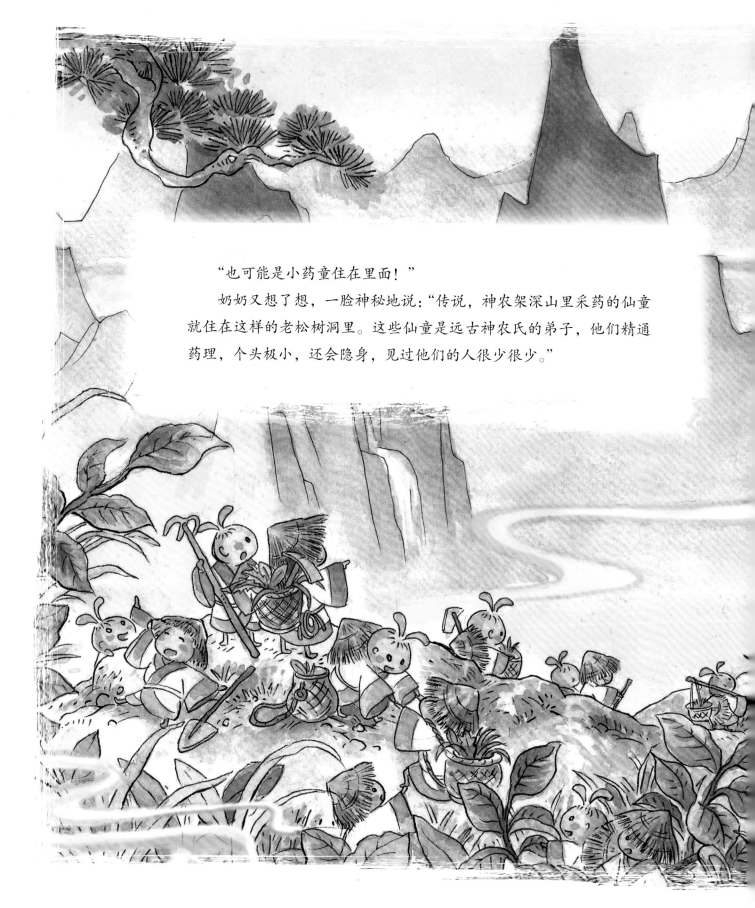

"也可能是小药童住在里面！"

奶奶又想了想，一脸神秘地说："传说，神农架深山里采药的仙童就住在这样的老松树洞里。这些仙童是远古神农氏的弟子，他们精通药理，个头极小，还会隐身，见过他们的人很少很少。"

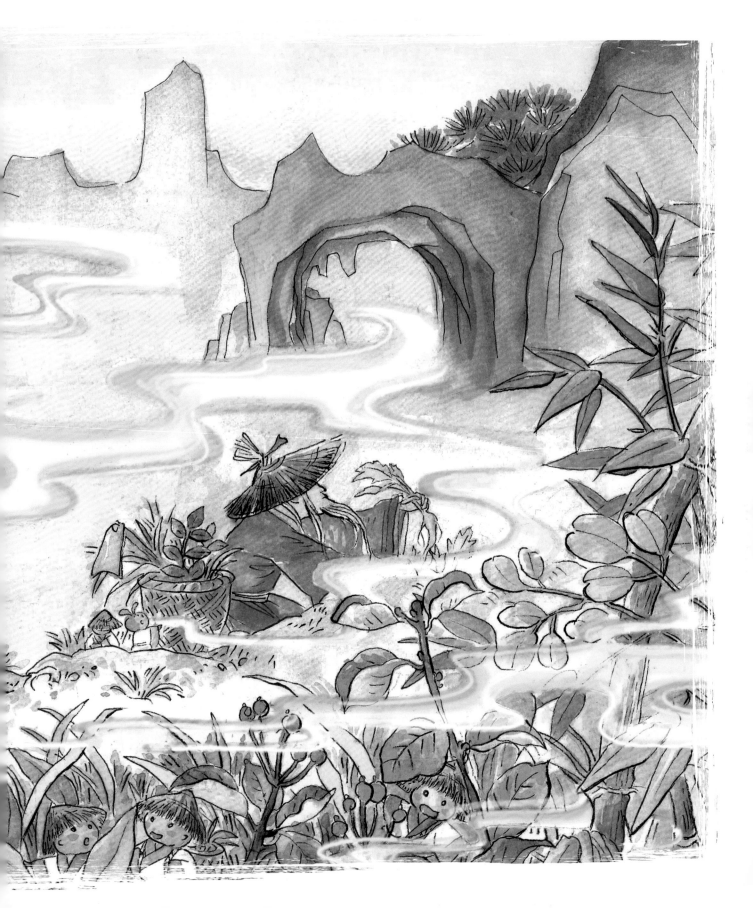

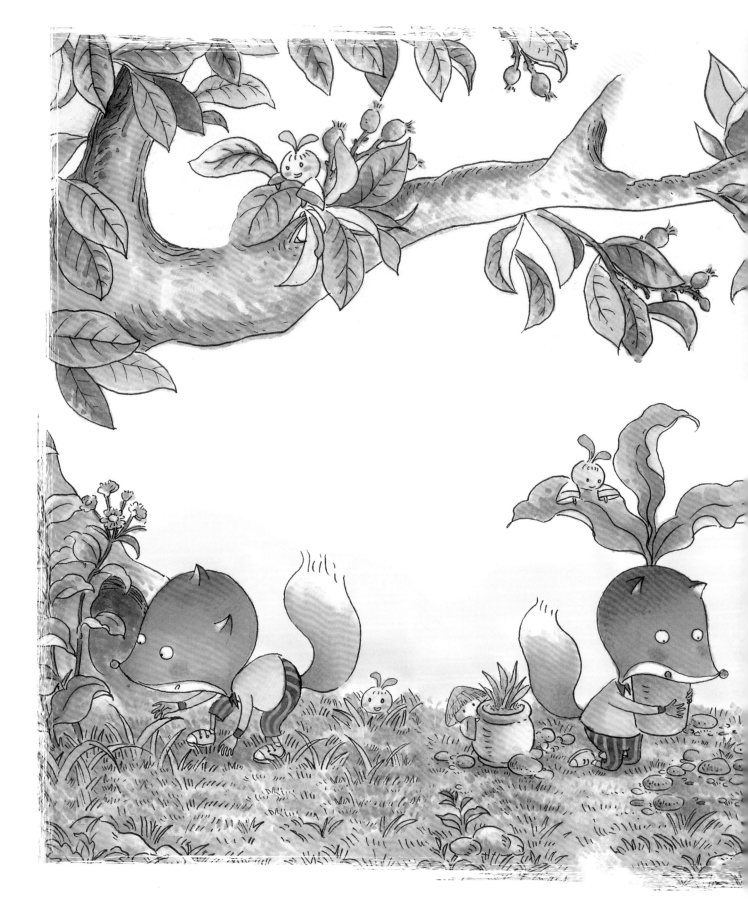

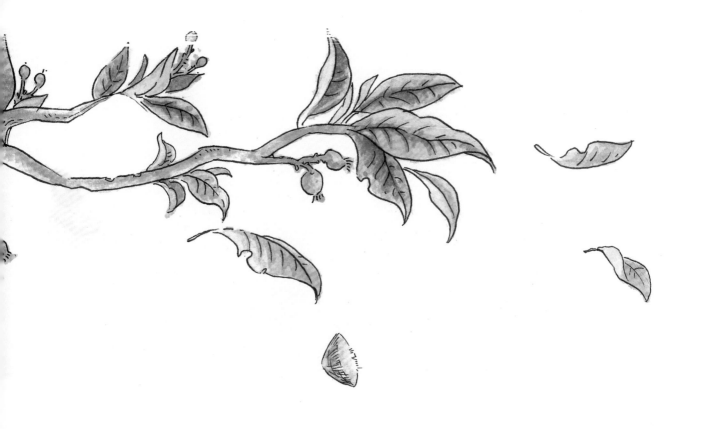

树洞里真的住着小药童吗？他们长什么样子呢？我真想瞧一瞧！

为了找到小药童，我每天在老松树边转悠，连周围的麦冬丛、枇杷树、小花盆都仔仔细细地翻了个遍。

可是，小药童在哪儿呢？

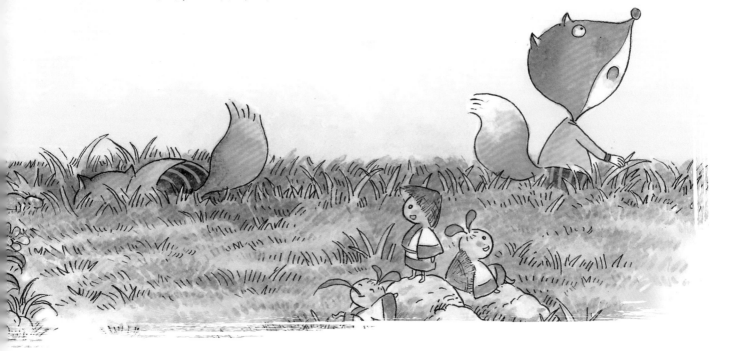

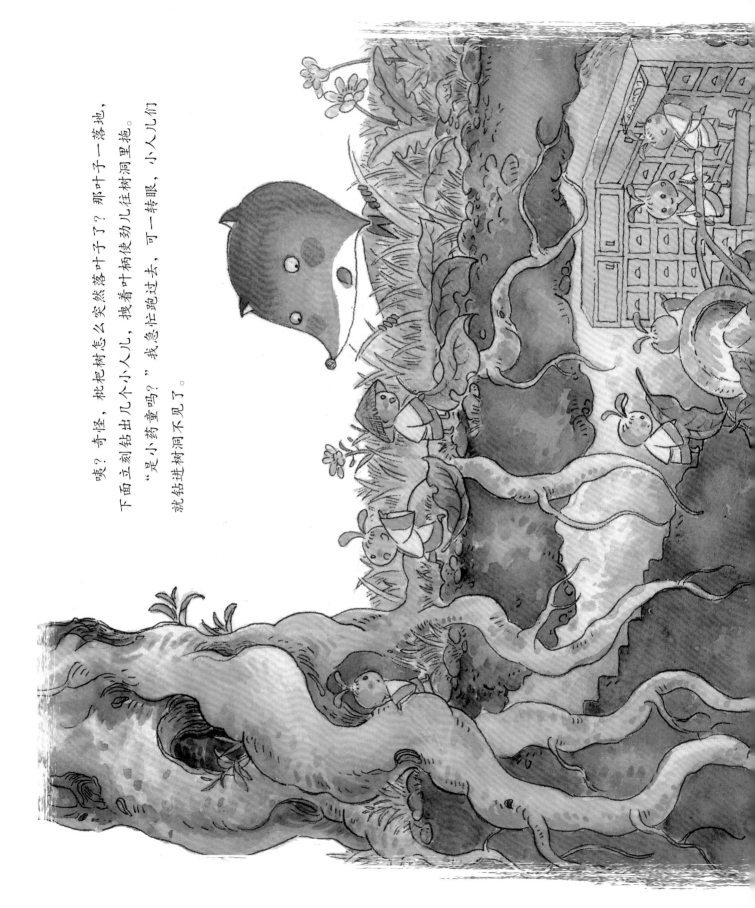

咦？奇怪，枇杷树怎么突然落叶子了？那叶子一落地，下面立刻钻出几个小小人儿，拽着叶柄使劲儿往树洞里拖。

"是小药童吗？"我急忙忙跑过去，可一转眼，小人儿们就钻进树洞不见了。

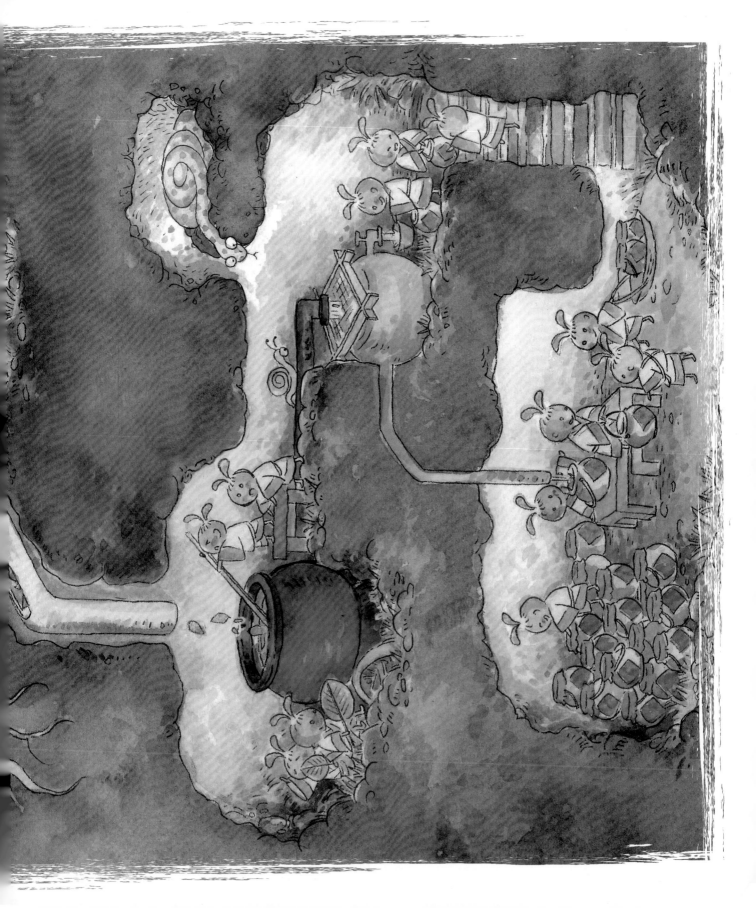

奶奶总说"春捂秋冻"，可是春天刚来，我就早早地脱了外套，冷风一吹，我嗓子痒痒的，咳嗽个不停："咳咳！"

呀，一群戴斗笠的小人儿出现了！他们从树洞里偷偷探头看看我，不一会儿，又从里面摇摇晃晃地抬出个陶罐子。

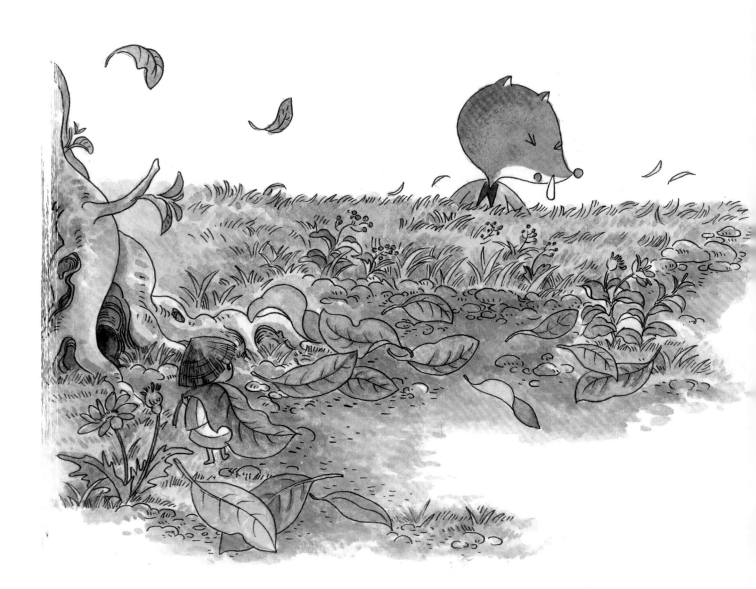

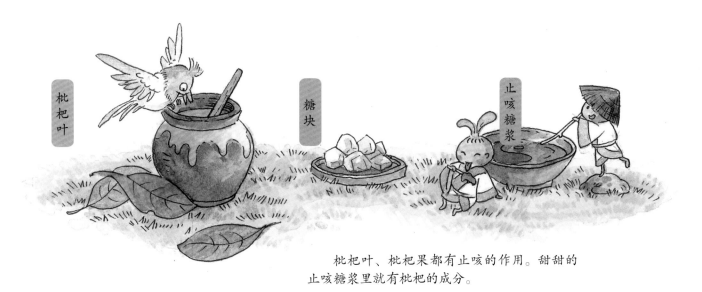

枇杷叶

糖块

止咳糖浆

枇杷叶、枇杷果都有止咳的作用。甜甜的止咳糖浆里就有枇杷的成分。

小人儿的声音细细的，他们说："这罐子里是用枇杷叶熬的止咳糖浆，对治咳嗽有用，你快喝了吧！"

会治病的小人儿？

"嗨，你们是从神农架深山里来的小药童吗？"我问道。

小人儿们听了，笑着点了点头。

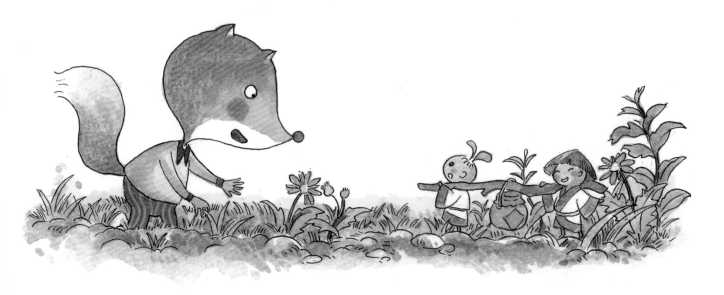

雨生百谷，谷雨那天下了一场春雨后，天气越来越暖和，我和小药童也渐渐熟悉起来。

　　我发现，想找到小药童其实可容易啦！他们身上散发着浓浓的草药味儿，墙角的麦冬丛里、爬山虎的藤蔓间、尖尖角的荷叶上，只要循着草药味儿找就能找到他们！

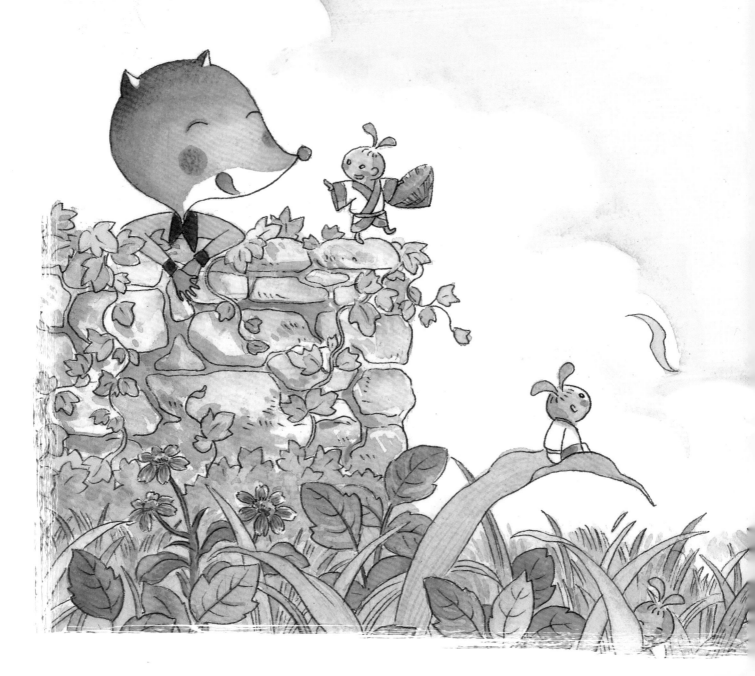

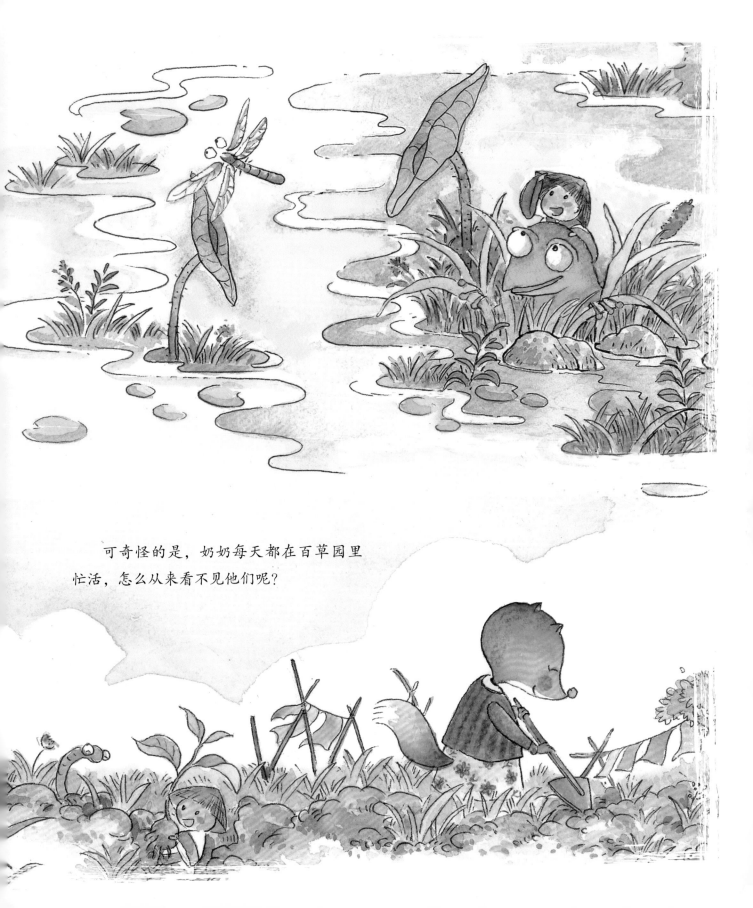

可奇怪的是，奶奶每天都在百草园里
忙活，怎么从来看不见他们呢？

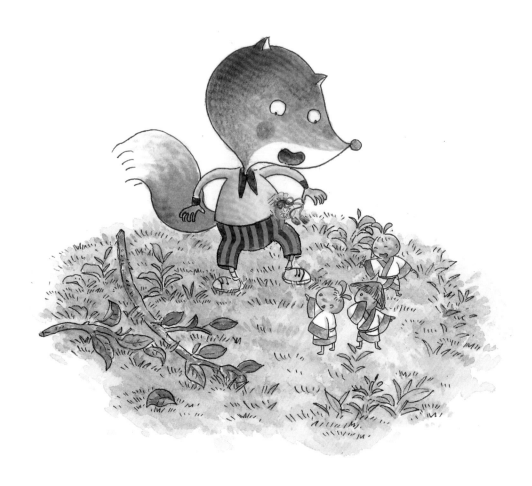

　　小药童有个绝活——用鼻子辨认草药！

　　"你刚刚刷了牙吧，嘴里一股薄荷味儿！"

　　"奶奶给你缝的香包里面有樟树叶呢！"

　　"咦，腿上有三七的味道，三七止血，哈哈，你又淘气受伤
了吧？"

　　瞧瞧，只要小药童在我身上闻一闻，什么秘密都藏不住！

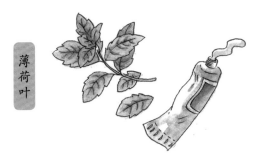

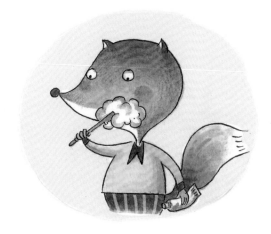

薄荷叶

薄荷叶气味清香。人们会在牙膏里添加薄荷成分，用来保持口气清新。

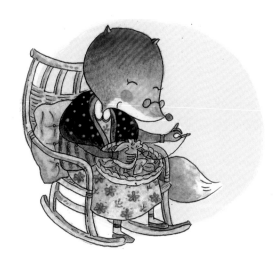

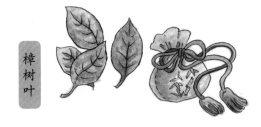

樟树叶

樟树叶可以驱虫，人们经常会在随身佩戴的香包里添加樟树叶。

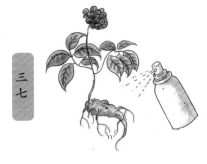

三七

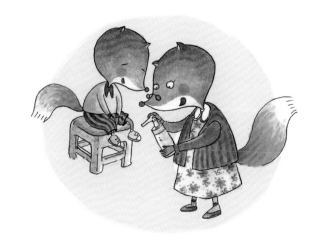

加入三七的止血喷雾剂对于伤口愈合有一定的功效。

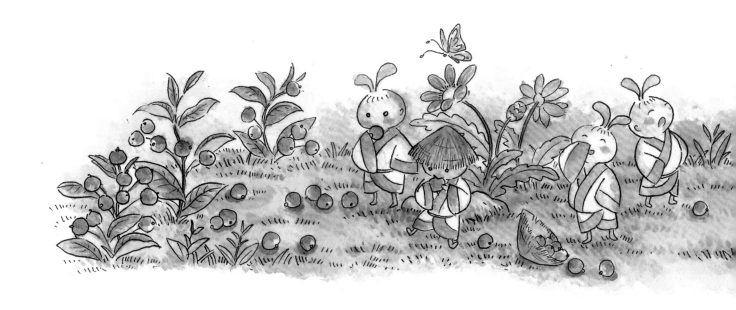

别看小药童挺机灵，他们也有生病可怜的时候呢！瞧吧，他们因为贪吃浆果正拉肚子呢！"哎哟哟！呼呼，能帮我们采些黄连来吗？就是墙角那丛花草的根。"

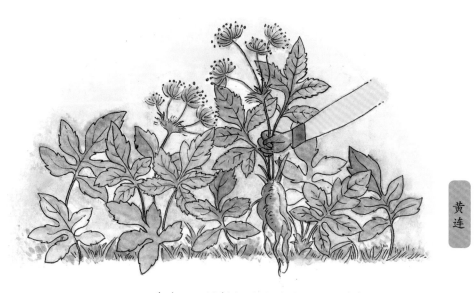

黄连

黄连可以缓解拉肚子的症状，但吃起来味道极苦。

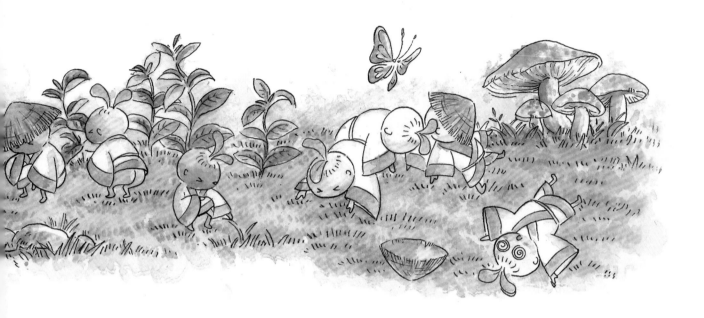

我帮他们采黄连、煮药汁。喝了这碗黄连水啊，小药童苦得整张脸都皱起来啦！

哈哈哈，我学着奶奶的样子说："这啊，叫作良药苦口利于病。"

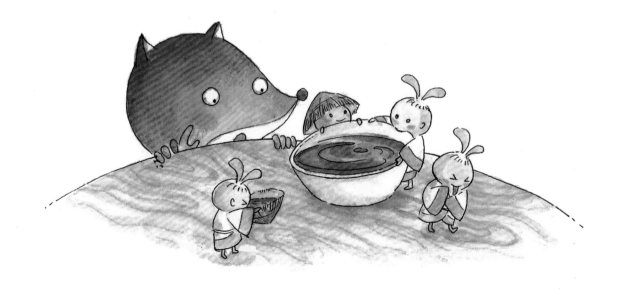

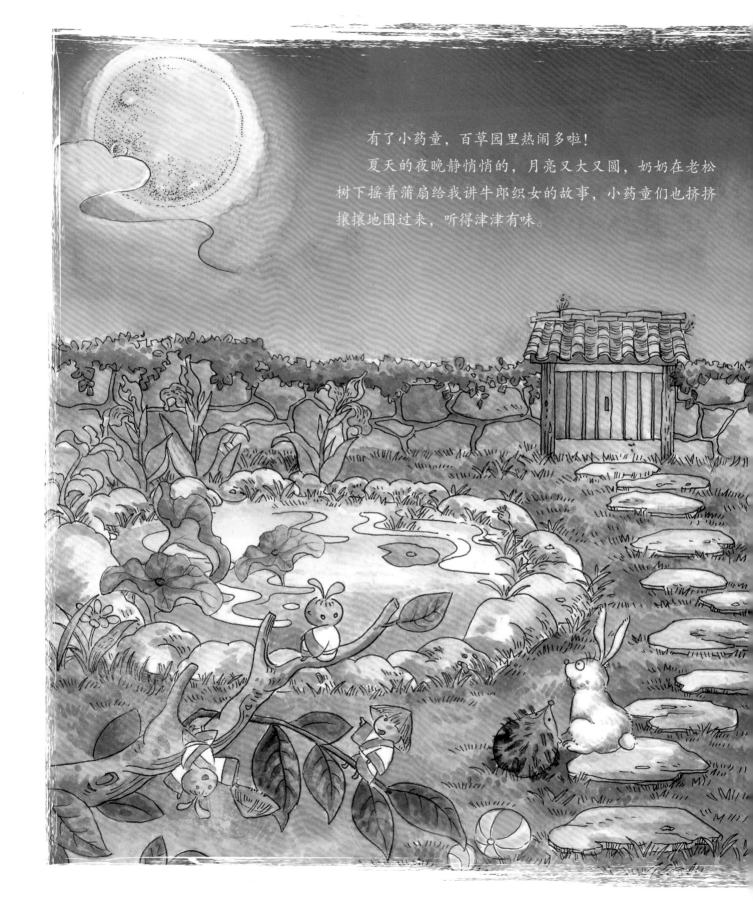

有了小药童，百草园里热闹多啦！

夏天的夜晚静悄悄的，月亮又大又圆，奶奶在老松树下摇着蒲扇给我讲牛郎织女的故事，小药童们也挤挤攘攘地围过来，听得津津有味。

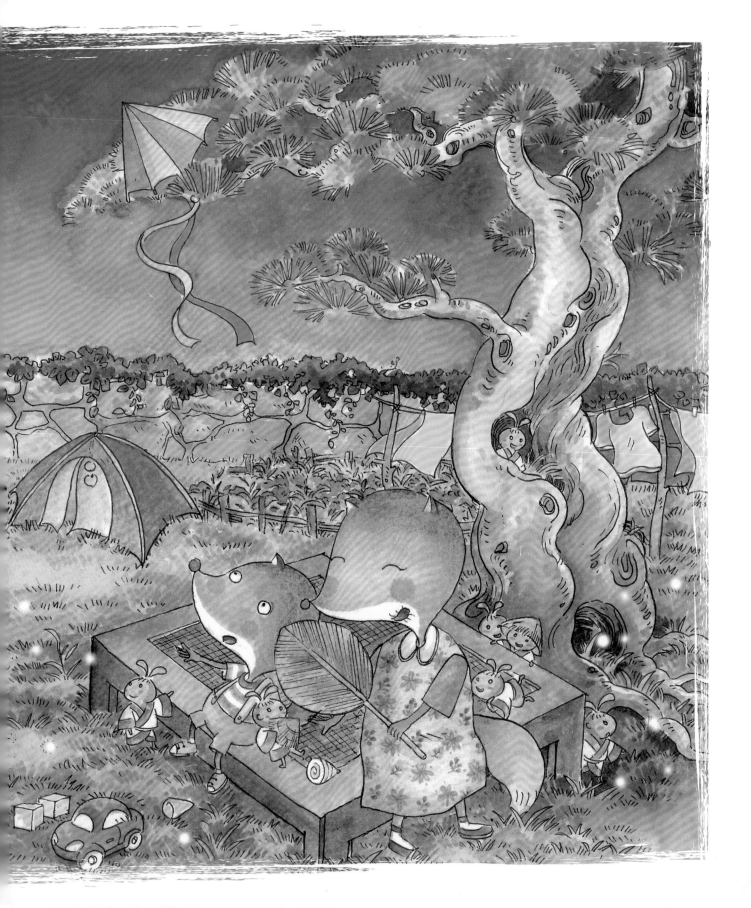

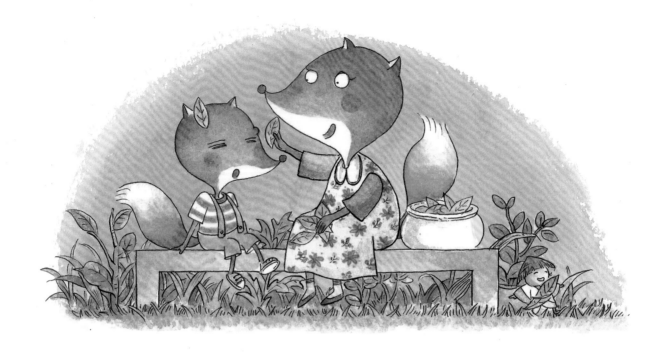

嗡嗡嗡，嗡嗡嗡……啪！

百草园里，蚊子到处乱飞，打也打不着，赶也赶不走，还咬了我好几个红包，真痒啊！

奶奶不慌不忙地从大瓷盆里掐了几片罗勒，在我耳朵上夹了一片，剩下的揉出汁来，擦在我被蚊子咬肿了的眼皮上，她说："一物降一物，蚊子就怕罗勒味！"

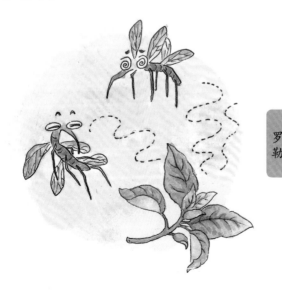

罗勒

罗勒的气味可以驱除蚊虫，但不是谁都可以随便往身上涂罗勒汁的。

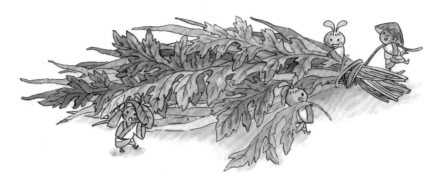

艾草也可以驱除蚊虫，不仅如此，它还能用来做艾糍、艾米果，晒干后还能用来泡澡。

小药童从水池边摘了一丛艾草，一路抬过来，可是奶奶好像看不到他们，只是发现地上多了好些艾草，她突然想起来："对了，明天一早，我要把艾草挂到门口，让蚊虫再也不敢来！"

奶奶每天精心侍弄百草园里的花草，像照顾亲生孩子一样，还会跟它们唠嗑，絮叨个没完。

　　她紧了紧牵牛花的支架，把晒干的蒲公英收进屋，又给金银花浇水："开得真好啊，明儿一早再给你们松松土、透透气啊！"

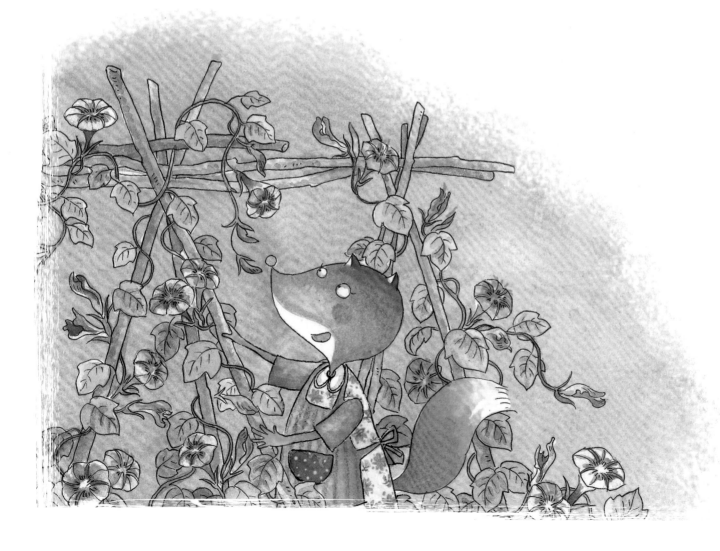

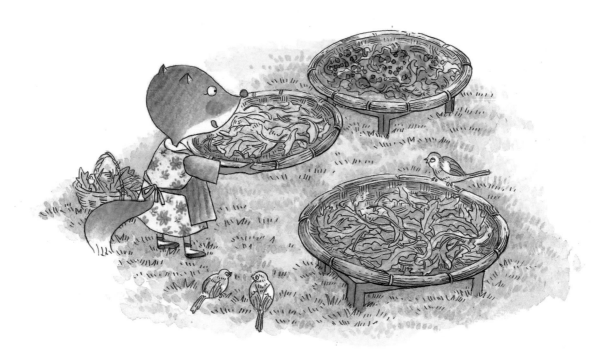

奶奶说这些花花草草可通人性了，只要你对它亲，它自然
也就长得茂盛。

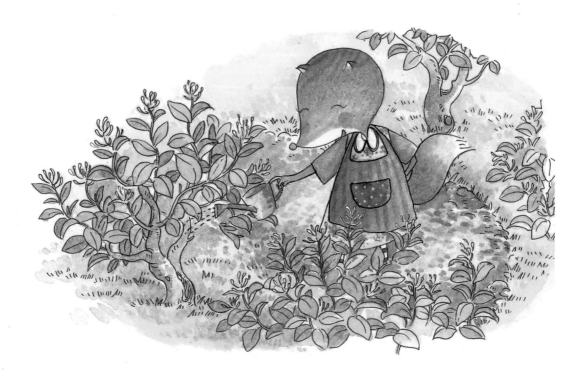

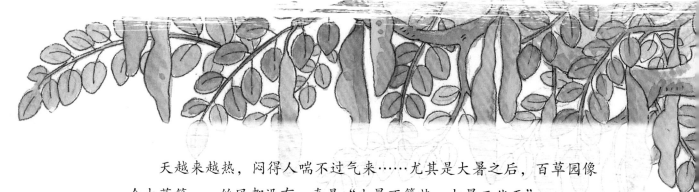

　　天越来越热，闷得人喘不过气来……尤其是大暑之后，百草园像个大蒸笼，一丝风都没有，真是"小暑不算热，大暑三伏天"。

　　这热辣辣的夏天里喝一大杯酸梅汤，可真舒服！除了酸梅汤，还有奶奶亲手做的菊花茶、莲子心茶，这些都是解暑茶，有了它们，夏天就不那么燥热了！

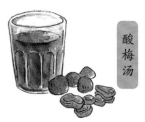
酸梅汤

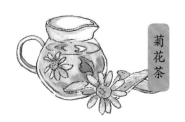
菊花茶

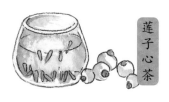
莲子心茶

　　酸梅汤是用山楂、乌梅熬成的，酸酸甜甜，既爽口又解暑。

　　菊花茶用干菊花泡成，对降火明目有一定功效。

　　莲子心茶有些苦，但可以去火，能消减暑天的烦闷。

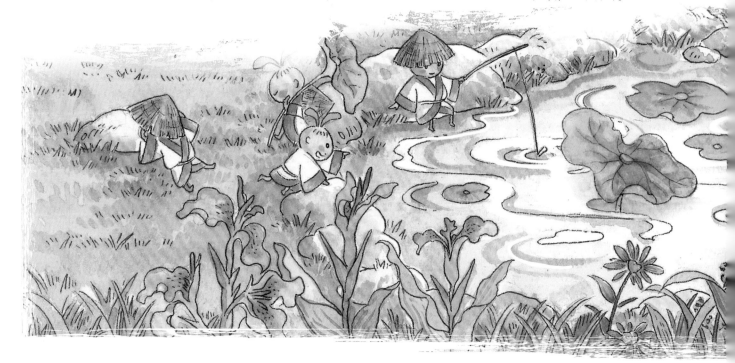

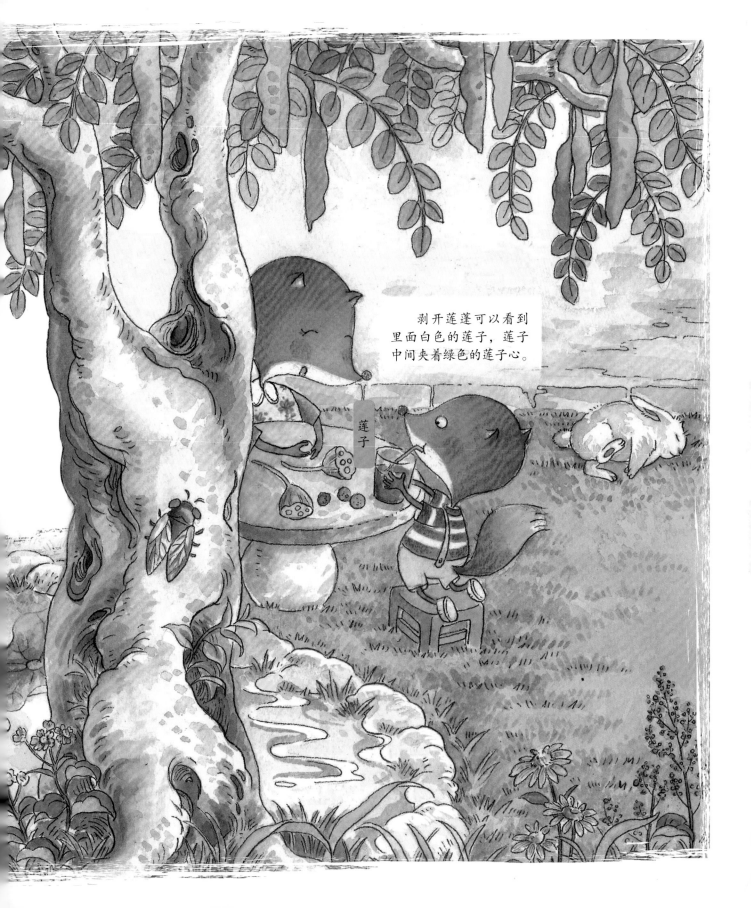

剥开莲蓬可以看到
里面白色的莲子，莲子
中间夹着绿色的莲子心。

莲子

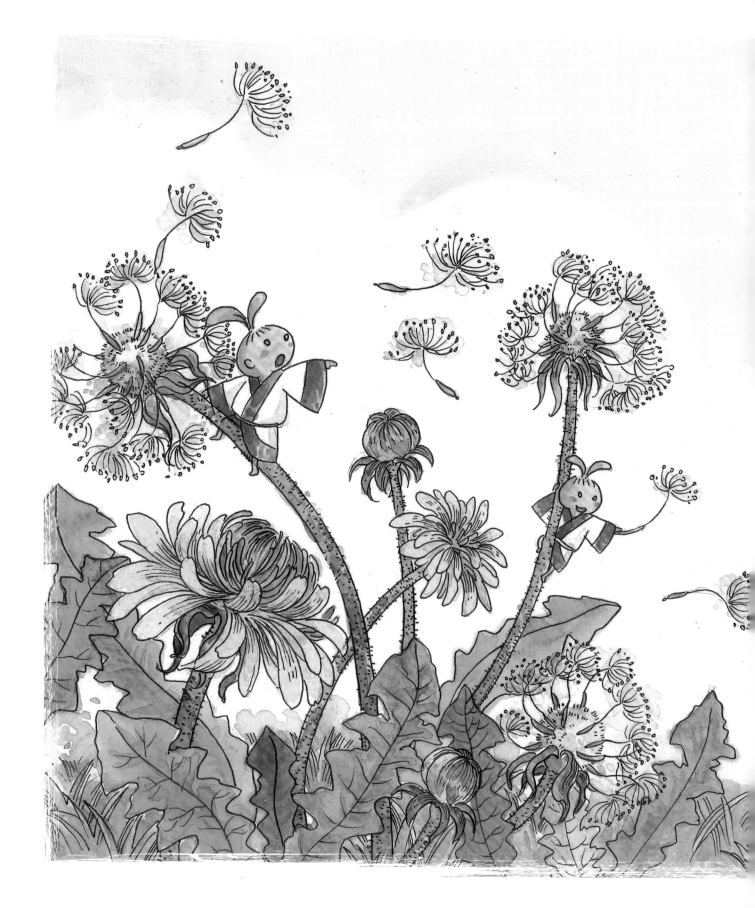

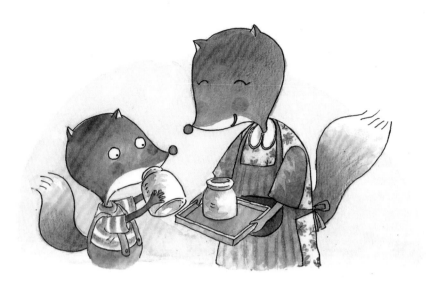

这几天，我又闹笑话了！

我总是忘记喝水，所以拉不出来屁屁，奶奶便用蒲公英泡水给我喝。

可是小药童挤眉弄眼地告诉我，蒲公英的小名叫尿床草，喝了就会尿床呢！他们笑话了我一整天！我生气极了，一下午都没和他们说话！

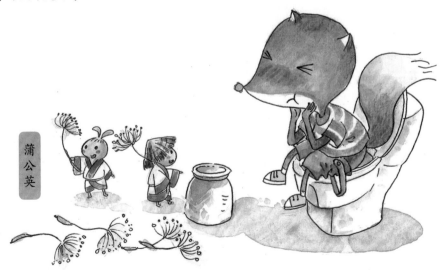

蒲公英对缓解口腔溃疡和便秘有一定功效，但使用前应遵医嘱。

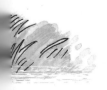

这天夜里，我竟然真的尿床了，好大好大一泡尿——大到让我的小床都漂起来了，大到把房子、大树，甚至整个百草园都给冲走了！

救命啊！

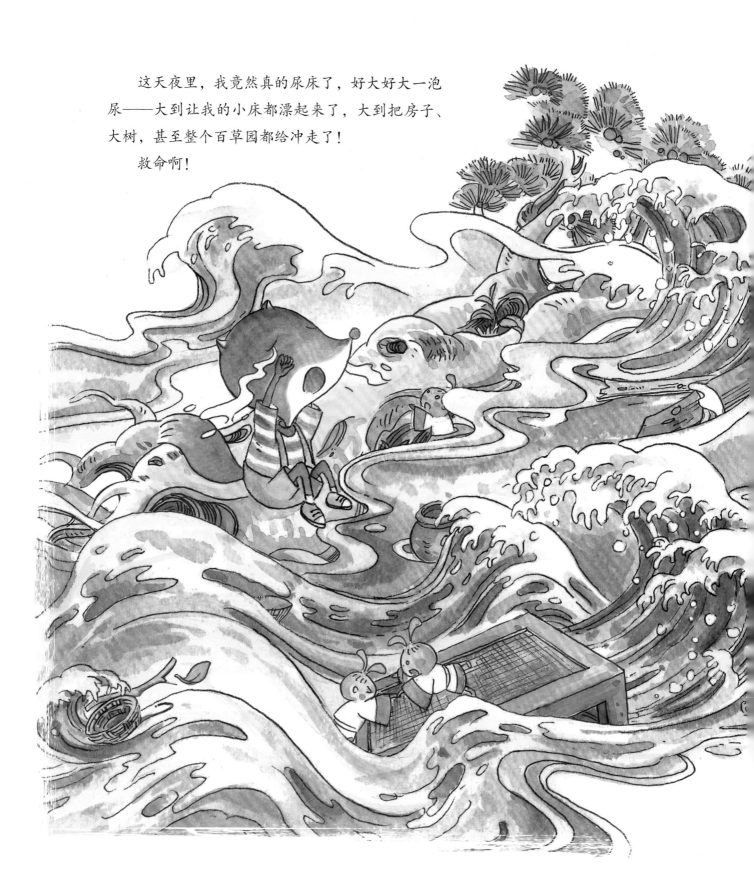

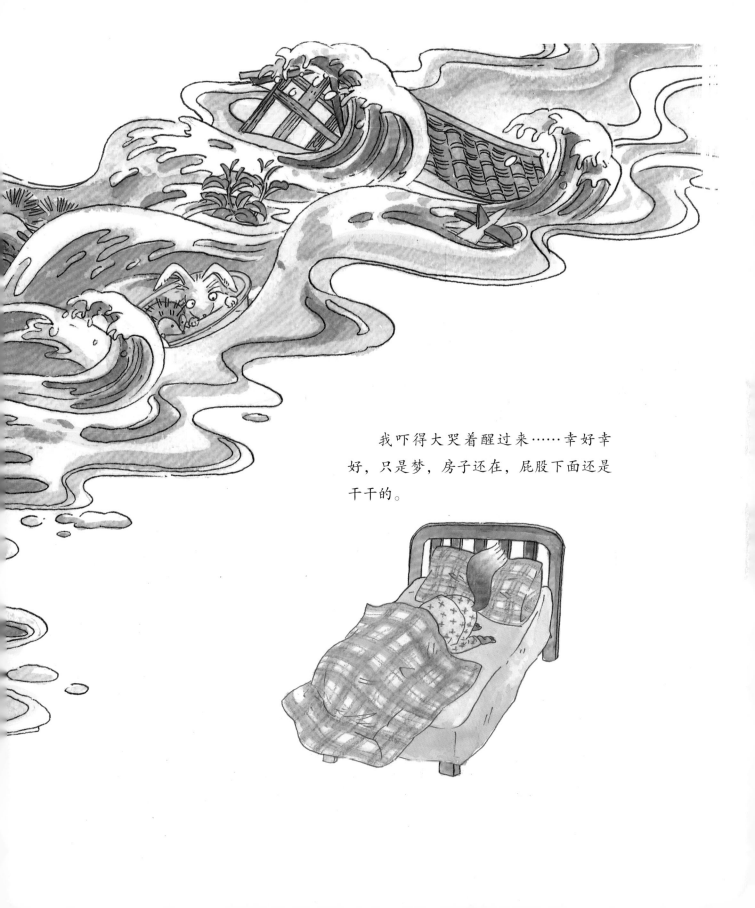

我吓得大哭着醒过来……幸好幸好，只是梦，房子还在，屁股下面还是干干的。

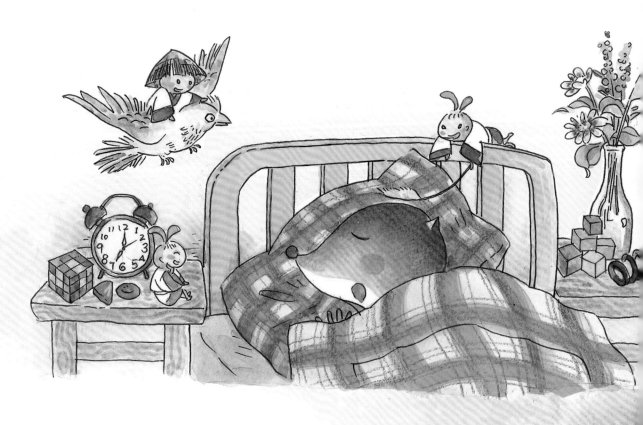

　　树叶开始飘落的时候，秋天就来了。秋天的第一天叫立秋，这天一大早，小药童迫不及待地把我叫醒："发现宝藏啦！"他们趴在我耳边叽叽咕咕地说起来："老松树底下的泥土里有茯苓！"

　　茯苓是长在地下的菌类，可以搭配蜂蜜和核桃等干果，做成茯苓饼、茯苓糕。

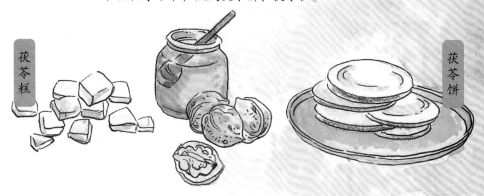

茯苓糕

茯苓饼

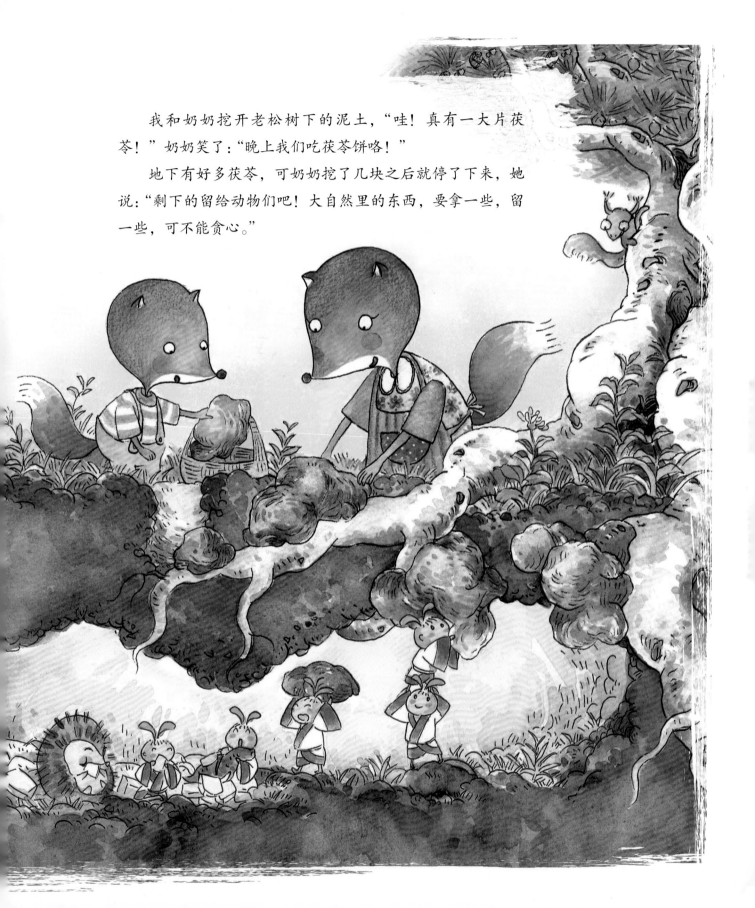

我和奶奶挖开老松树下的泥土，"哇！真有一大片茯苓！"奶奶笑了："晚上我们吃茯苓饼咯！"

地下有好多茯苓，可奶奶挖了几块之后就停了下来，她说："剩下的留给动物们吧！大自然里的东西，要拿一些，留一些，可不能贪心。"

过了白露节气，夜里冷白天热，寒露之后更是明显。早晨起来，玻璃上蒙了一层薄薄的雾气，我透过朦胧的雾气看出去，百草园里也铺上了一层露水，那草叶上的露珠把奶奶的裙摆都沾湿了！

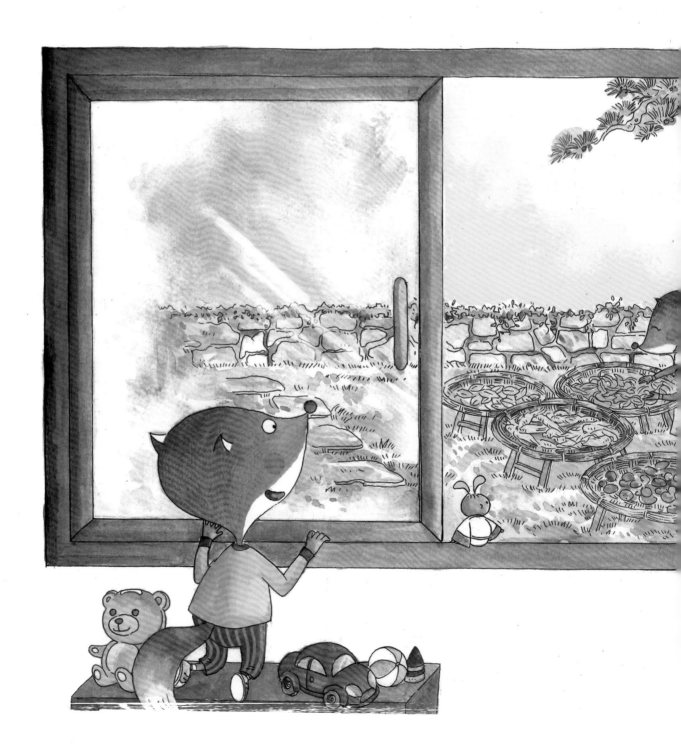

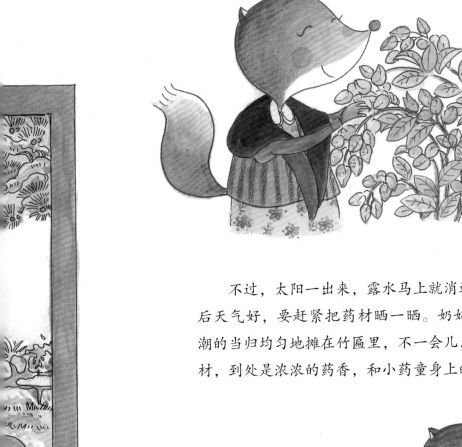

连翘

连翘的果实可以入药，有解毒消肿的功效。

不过，太阳一出来，露水马上就消退了。奶奶说，趁着秋后天气好，要赶紧把药材晒一晒。奶奶把新收的连翘果、受潮的当归均匀地摊在竹匾里，不一会儿，百草园里就摆满了药材，到处是浓浓的药香，和小药童身上的味道一样好闻！

我们常常把新收的药材清理干净、定期晾晒，以便长期使用。

当归

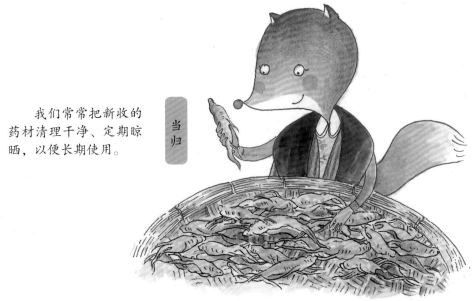

秋风扫过，落叶在风里打转，成熟的皂角在树上荡啊荡。

我坐在树下洗头发，小药童也凑过来，他们把皂角捣碎，堆在我湿湿的头发上揉啊揉。哟，这皂角汁可不就跟肥皂一个样儿吗！

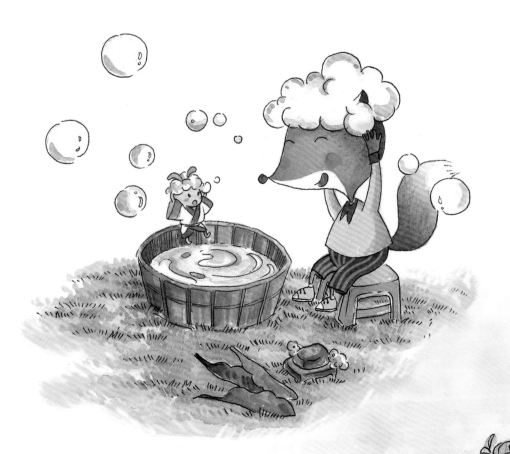

百草园另一边，奶奶把染好的布匹挂在绳子上晾晒，风一吹，五颜六色的布在阳光下飘舞，奶奶笑了："这块布可以做个围裙，那块可以做桌布……"

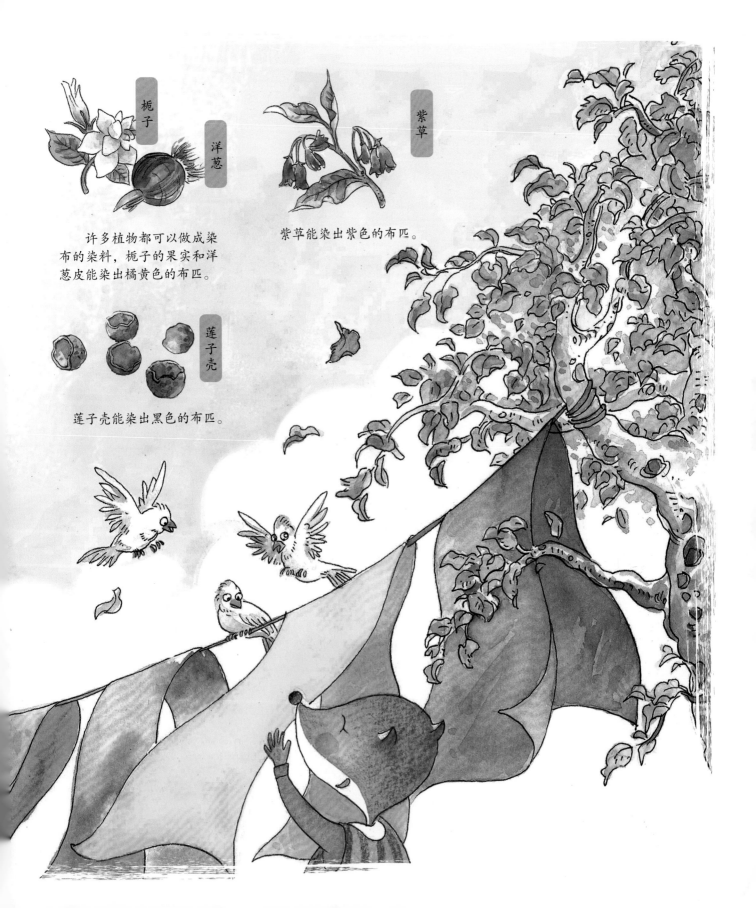

栀子

洋葱

紫草

许多植物都可以做成染布的染料，栀子的果实和洋葱皮能染出橘黄色的布匹。

紫草能染出紫色的布匹。

莲子壳

莲子壳能染出黑色的布匹。

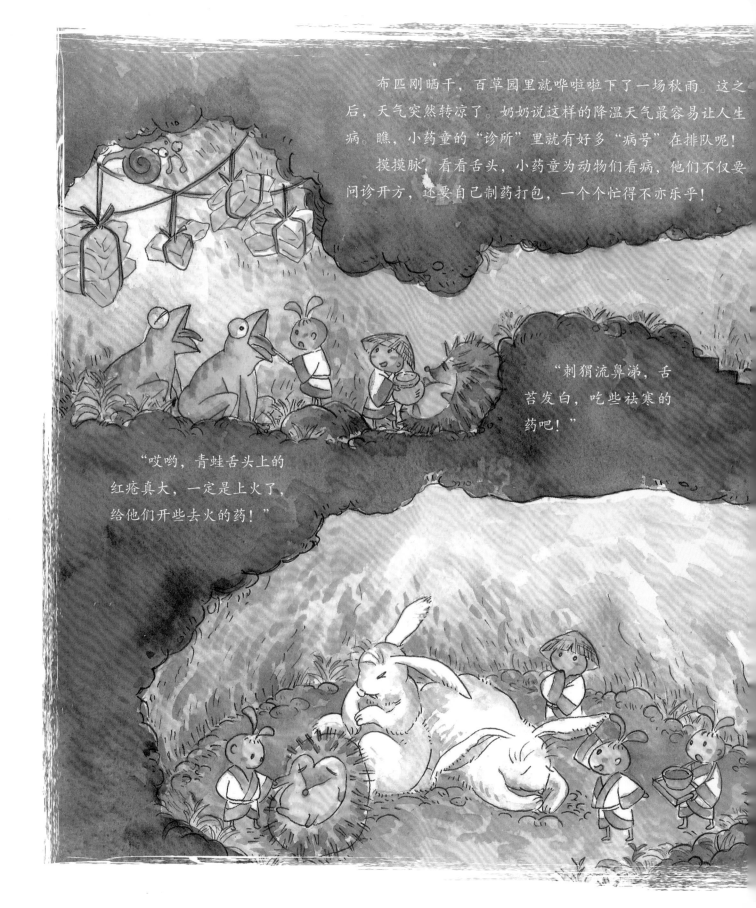

布匹刚晒干，百草园里就哗啦啦下了一场秋雨。这之后，天气突然转凉了。奶奶说这样的降温天气最容易让人生病。瞧，小药童的"诊所"里就有好多"病号"在排队呢！

摸摸脉，看看舌头，小药童为动物们看病，他们不仅要问诊开方，还要自己制药打包，一个个忙得不亦乐乎！

"刺猬流鼻涕，舌苔发白，吃些祛寒的药吧！"

"哎哟，青蛙舌头上的红疮真大，一定是上火了，给他们开些去火的药！"

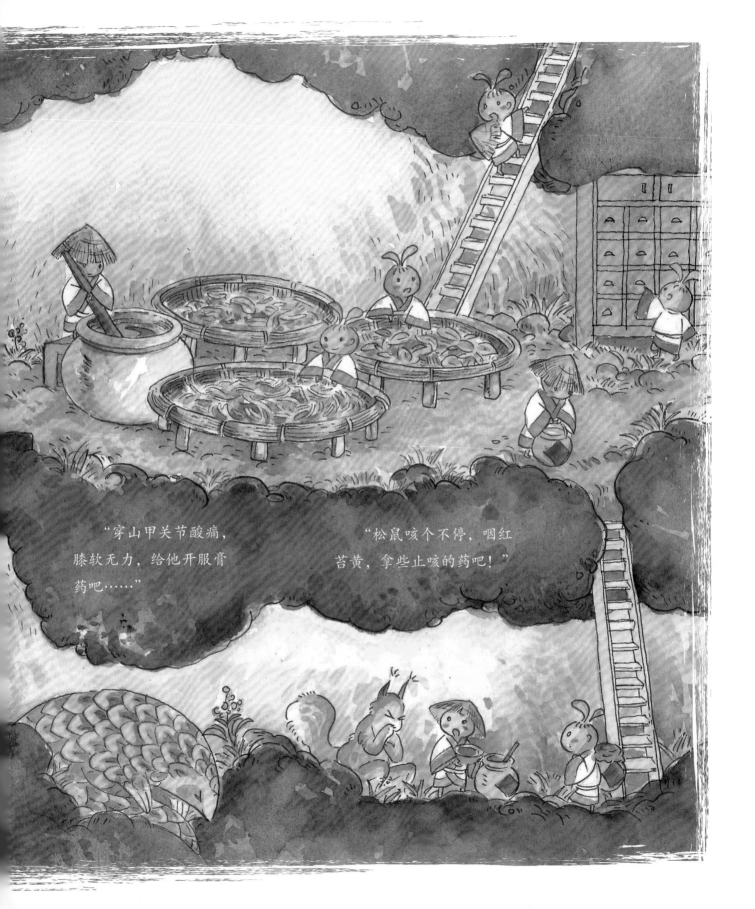

"穿山甲关节酸痛，膝软无力，给他开服膏药吧……"

"松鼠咳个不停，咽红苔黄，拿些止咳的药吧！"

鸭跖草对缓解感冒、咳嗽、嗓子疼等症状有一定的功效，但它的汁液又会让一些人过敏，长出可怕的疹子。

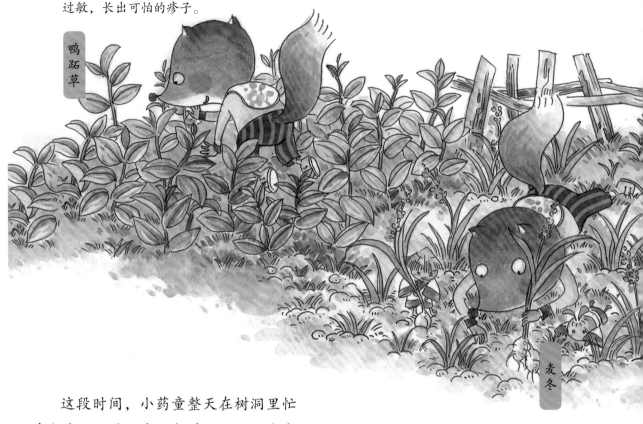

鸭跖草

麦冬

麦冬的根可以缓解咳嗽等症状。

这段时间，小药童整天在树洞里忙着出诊、制药，我也帮着跑腿儿。我拿着小药童开的方子，在百草园里四处采药，把整个百草园翻了好几遍！

地里的麦冬，墙角的鸭跖草，墙头的连翘……不一会儿，我就跑出一身大汗，瞧，还沾了一身苍耳呢！

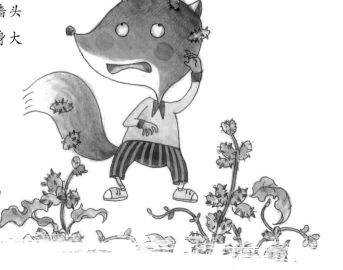

深秋，连翘的果实会渐渐熟透，从青色变成黄色。

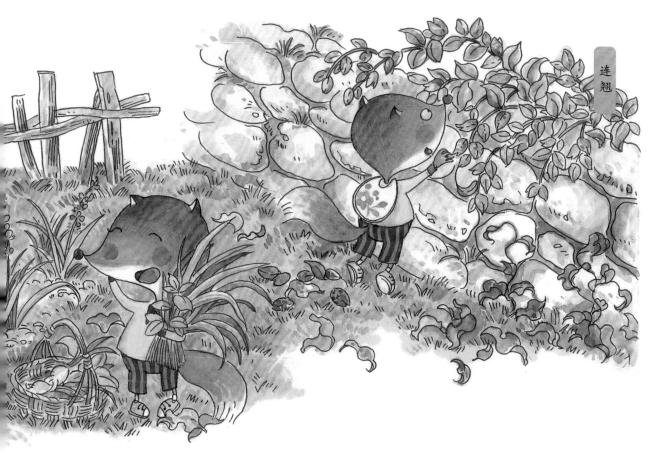

连翘

"阿……阿嚏！"一阵阵秋风吹得我鼻涕拖得老长，汗津津的后背冰冰凉，怪不得奶奶说，"一场秋雨一场寒，十场秋雨要穿棉"。

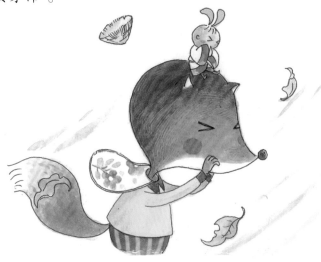

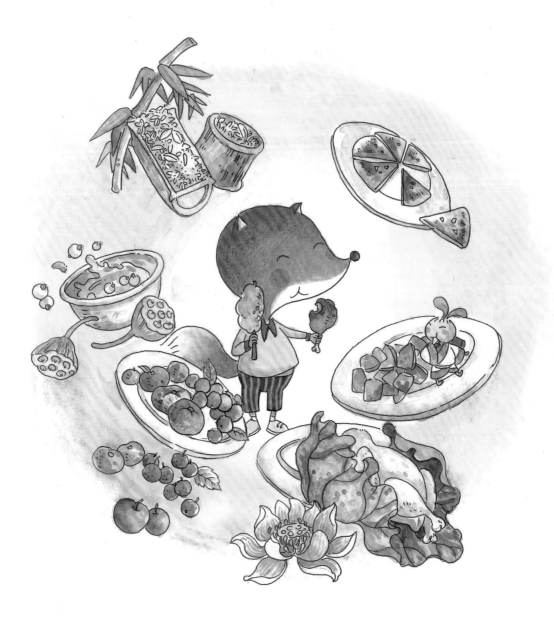

　　没多久，冬天来了，我变得特别贪吃，荷叶鸡、竹筒饭、莲子汤……全都往肚子里塞，真香！我奶奶说："立冬补冬，补嘴空。冬天就是要多吃点儿补身体才好！"

　　小药童，快来一起吃大餐！

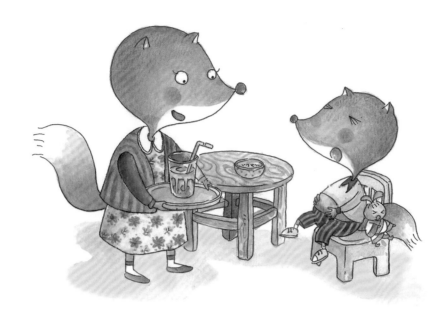

　　"哎哟，哎哟，肚子撑得好难受！"一顿饭之后，我和小药童都揉着肚子靠在椅子上直哼哼。奶奶只好用橘子皮和山楂泡水给我喝，酸酸甜甜的，喝下去舒服多了！

　　嘘！我还偷偷给小药童留了一些，不然啊，他们要捏着鼻子去吃鱼腥草啦，那味道就像池塘里捞出来的鱼虾似的，闻起来一股腥味，好难吃啊！

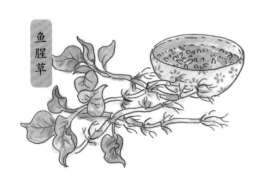

　　鱼腥草吃起来涩涩的，还有一股鱼腥气。

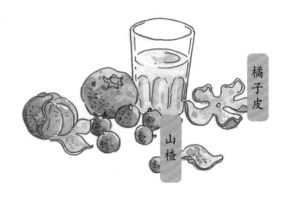

　　橘了山楂水里有橘子皮和山楂，它不仅可以开胃，增强食欲，还能在我们吃多的时候，促进消化，防止积食。

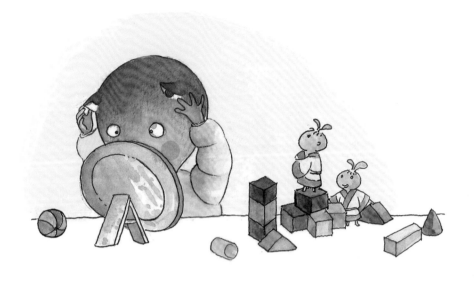

　　贪嘴吃了那么多，我都胖了！瞧，耳朵胖胖的。这一对胖耳朵红红的，冷了疼，热了痒，怎么挠都不止痒，这是怎么了？

　　奶奶眯缝着老花眼，仔细瞅了瞅说："这不是胖，是长了冻疮，涂些药就好了！"

　　奶奶帮我抹上冻疮膏，咦，这是什么味道？好熟悉啊！"是当归！"小药童耸了耸鼻子，随便一闻，就猜出了药膏的成分，太厉害了！

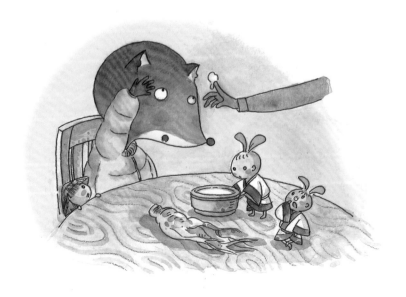

冬天里天干物燥，奶奶整天干活，手上爬满了干裂的小口子，看得人心疼。我学着奶奶为我涂冻疮膏的样子，捧起她的双手，挤上芦荟汁，仔细抹匀，然后捂到我的胸口暖暖。

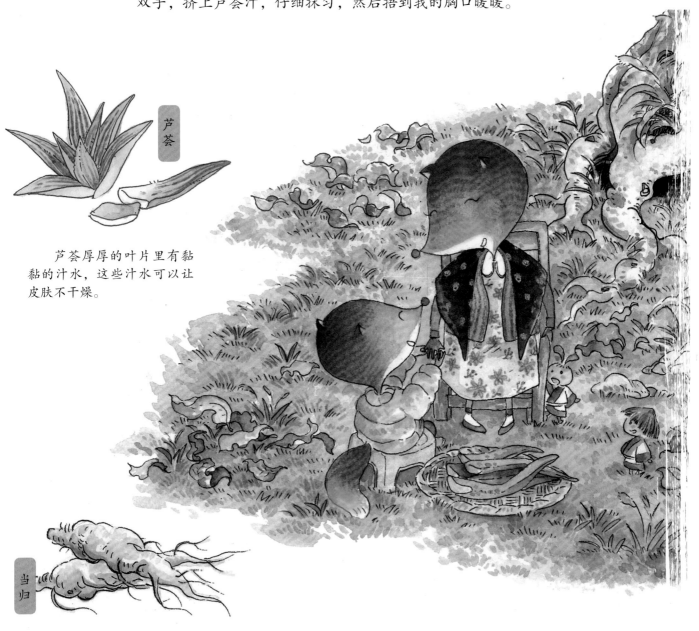

芦荟

芦荟厚厚的叶片里有黏黏的汁水，这些汁水可以让皮肤不干燥。

当归

有些冻疮膏里含有当归，对冻疮有一定的缓解作用。

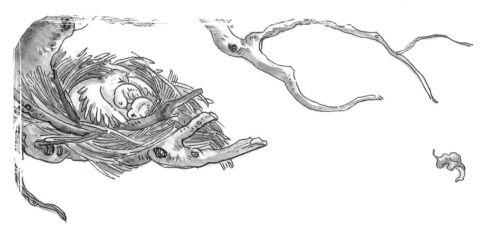

北风呼啸，一片萧条。百草园一天天变得枯黄，衰败的花草倒在地上，满墙的爬山虎变得稀稀落落，我的心也变得凉凉的。

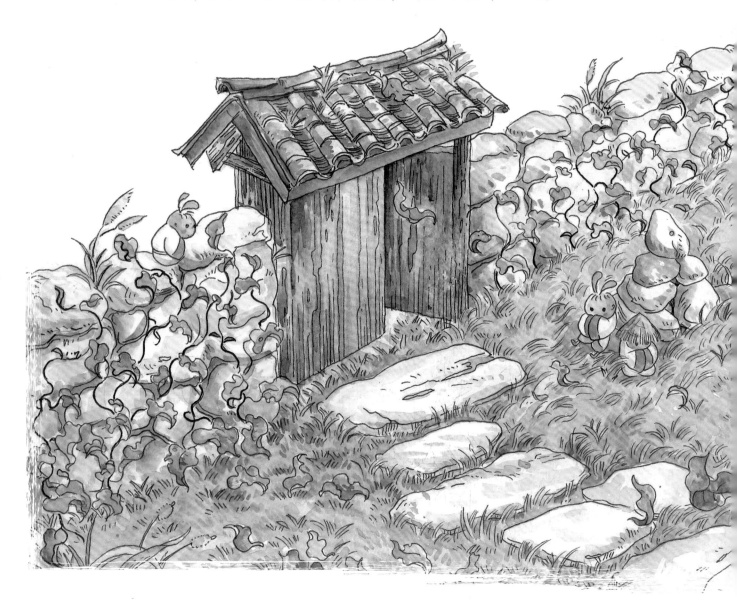

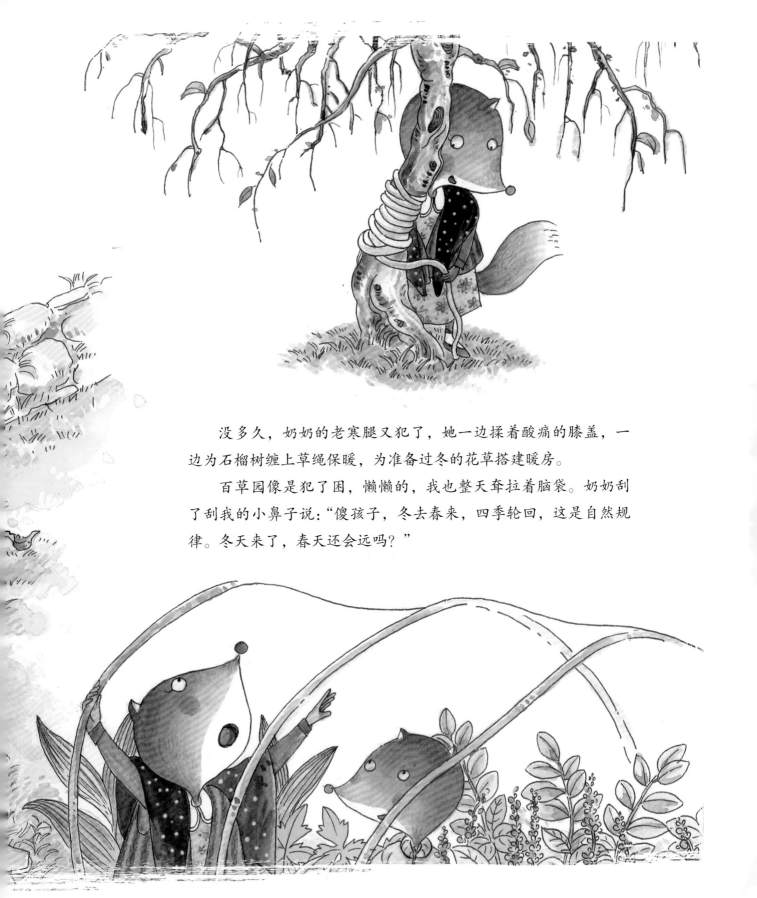

　　没多久，奶奶的老寒腿又犯了，她一边揉着酸痛的膝盖，一边为石榴树缠上草绳保暖，为准备过冬的花草搭建暖房。

　　百草园像是犯了困，懒懒的，我也整天耷拉着脑袋。奶奶刮了刮我的小鼻子说："傻孩子，冬去春来，四季轮回，这是自然规律。冬天来了，春天还会远吗？"

天气越来越冷，奶奶的老寒腿越来越严重了。只有每晚用热水泡脚的时候，她能舒舒服服地眯一会儿。

　　我偷偷向小药童求助，他们特地熬制了一贴膏药，说是治疗风湿骨痛的，膏药里面有好多种药材呢：有奶奶春天时种下的当归，还有麻黄、丁香、乌头。治风湿骨痛，到底灵不灵呢？

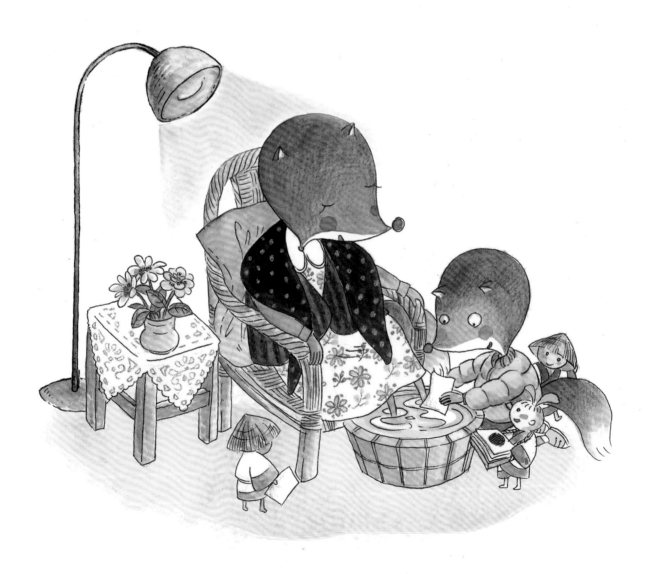

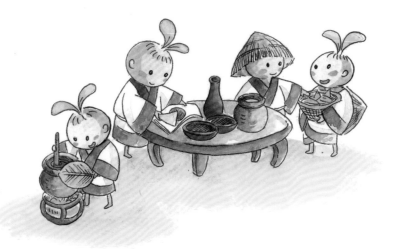

我们趁奶奶打盹的时候，轻手轻脚地给她贴上膏药，哈，奶奶醒来之后，也许腿就不痛啦！

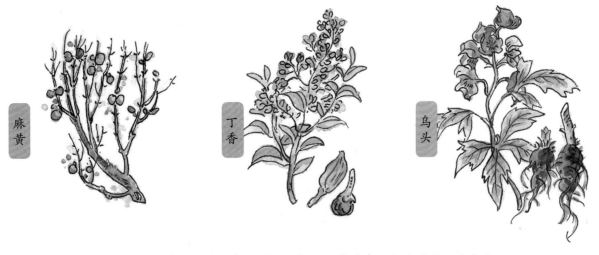

麻黄、丁香、乌头对于缓解风湿骨痛有一定的功效，医生治病时会根据药效，把各种药材配在一起使用，这样我们的病才能好得更快、更彻底。

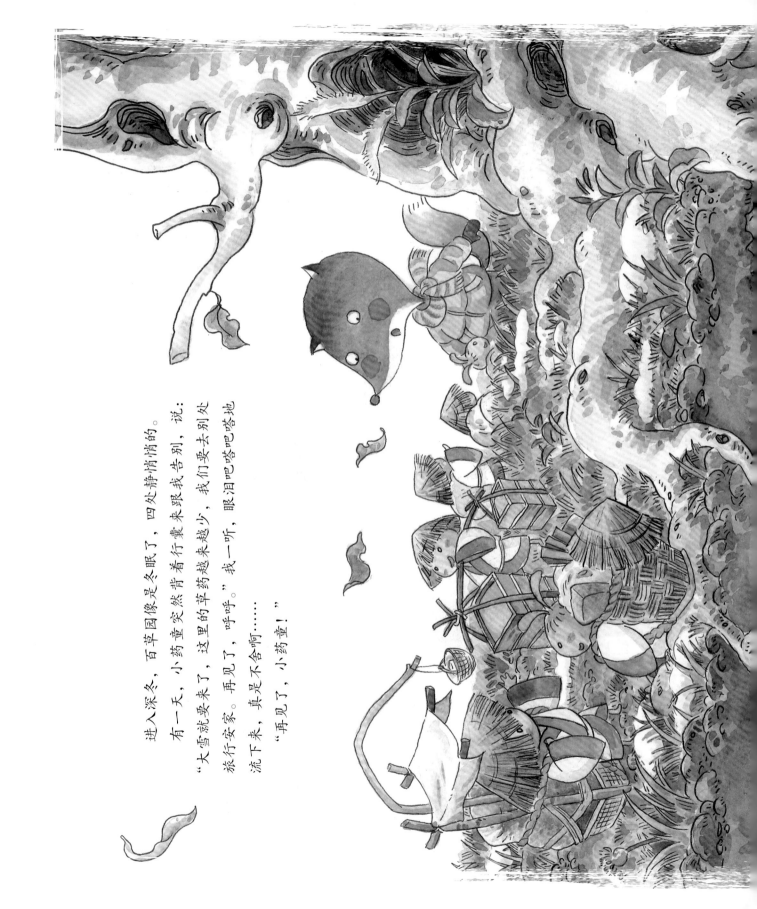

进入深冬，百草园像是冬眠了，四处静悄悄的。

有一天，小药童突然背着行囊来跟我告别，说："大雪就要来了，这里的草药越来越少，我们要去别处旅行安家。再见了，呼呼。"我一听，眼泪吧嗒吧嗒地流下来，真是不舍啊……

"再见了，小药童！"

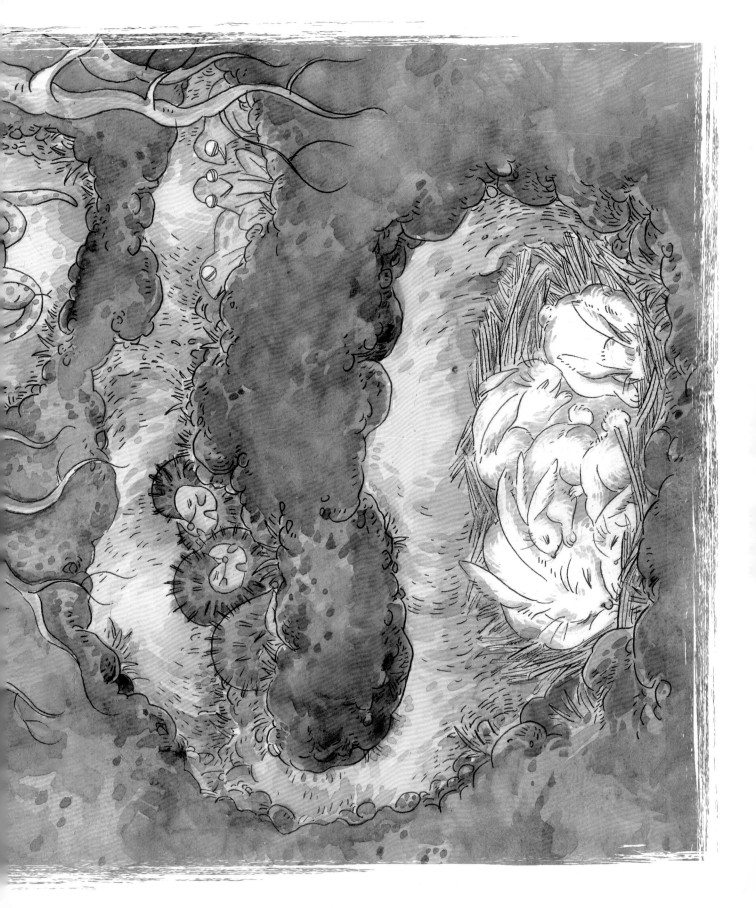

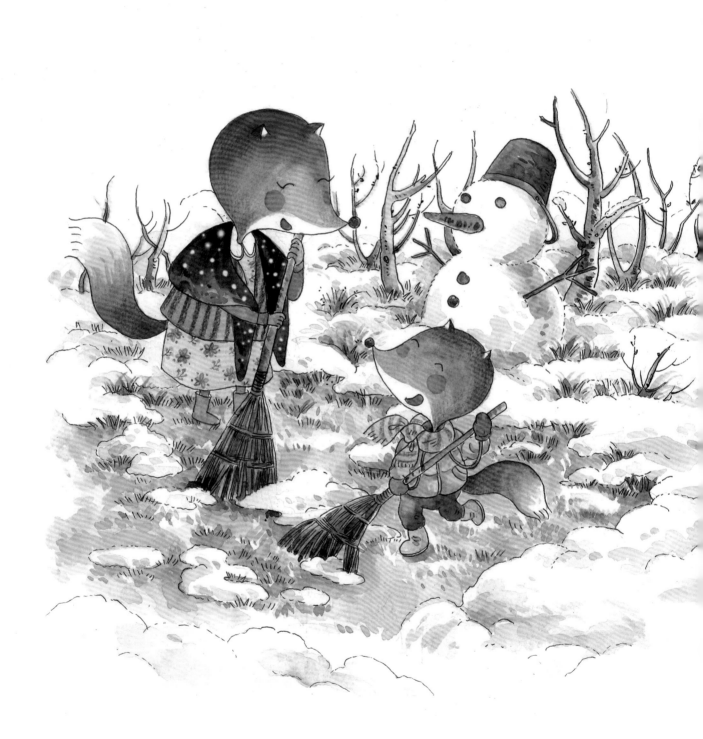

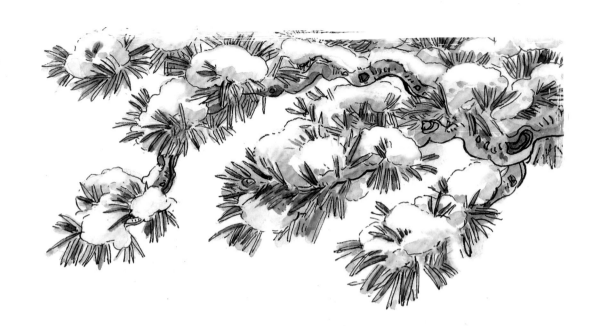

冬至那天，一夜醒来，大雪覆盖了整个百草园，白茫茫的！

老松树下的树洞也被大雪盖住了，来年春天，积雪融化的时候，百草园又会变得生机勃勃。

到了那时候，小药童还会回来吗？

狐狸家

为孩子讲好每一个东方故事

狐狸家，原创童书品牌，为孩子讲好每一个东方故事。狐狸家惟愿中国儿童爱上母体文化，观世事、通人情、勤思辨，学会一世从容的做人风范。

狐狸家其他作品推荐

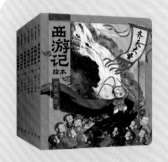

西游记绘本

水墨珍藏版经典系列
孩子一眼着迷，轻松读懂名著

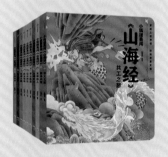

狐狸勇闯《山海经》

山海经穿越冒险故事
亲临上古奇境，追寻华夏之源

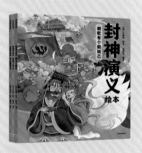

封神演义绘本

中国神话的扛鼎之作
长篇全彩绘本，适合儿童启蒙

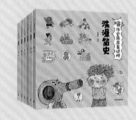

哇！历史原来是这样

装进口袋的历史小书
爆笑生活简史，搞定历史启蒙

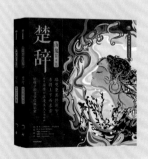

楚辞（绘本版）

全新演绎千年之绝唱
五岁读懂《楚辞》，领略经典之美

全景找线索·传统节日

中国节日沉浸游戏书
漫步城市生活，了解传统节俗

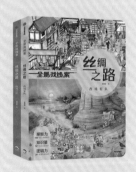

全景找线索·丝绸之路

丝绸之路沉浸游戏书
打通古今时空，重走海陆丝路

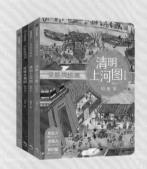

全景找线索·古典文化

古典作品沉浸游戏书
玩转名画名著，体验中国历史

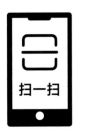
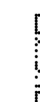

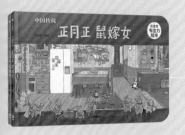

中国传说

别具一格的独幕游戏
现实上演奇幻，童话演绎传说

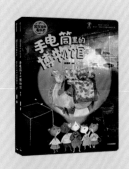

国宝带我看历史

中国版《博物馆奇妙夜》
照亮馆藏国宝，体验穿越之旅

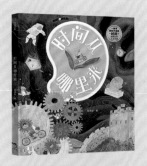

时间从哪里来

给孩子的时间大百科
东方思辨视角，追问时间生命

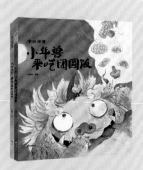

中国神兽

治愈人心的神兽故事
颠覆刻板印象，爱上年兽麒麟

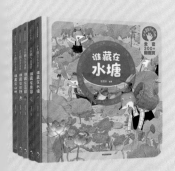

小手翻出大自然

中国本土自然翻翻书
看遍地道田园，爱上生灵万物

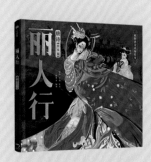

丽人行（绘本版）

用童话读懂古典长诗
五岁开始启蒙，领略唐诗之美

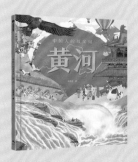

中国人的母亲河——黄河

沉浸式人文地理百科
一本书读懂黄河

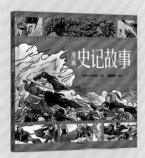

漫画史记故事

孩子的启蒙版《史记》
多格分镜漫画，呈现原汁原味